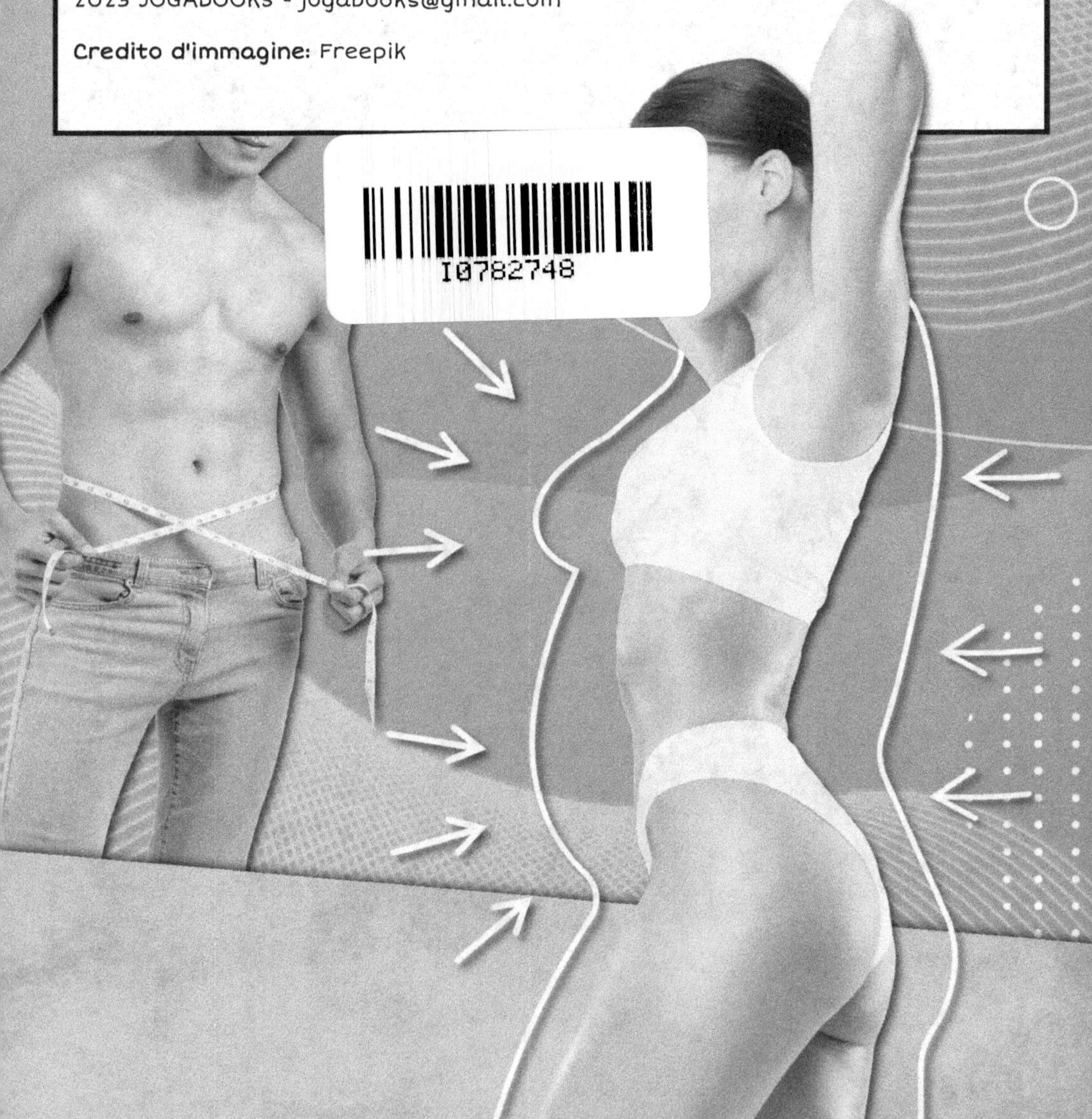

I0782748

CONTENUTO

INTRODUZIONE

Molte di noi sognano di avere un ventre piatto.

Tutte noi desideriamo andare in spiaggia o in piscina senza alcun problema, guardarci allo specchio con orgoglio o semplicemente poter indossare quei jeans (o quel vestito) che ci stavano così bene qualche anno fa. Una volta o l'altra, probabilmente ci siamo sentiti in imbarazzo davanti agli altri.

Non è solo una questione di estetica.

I nostri complessi hanno un impatto importante sulla nostra autostima e fiducia in noi stessi, e le ripercussioni si fanno sentire nella nostra vita quotidiana.

Anche la nostra salute ne risente, e i rischi associati al sovrappeso non sono da trascurare.

Forse ha già provato a perdere un po' di peso, con risultati deludenti. È inevitabile? Certamente no!

Immaginiamo per un momento di aver raggiunto il nostro obiettivo. Immaginiamo di svegliarci ogni mattina sentendoci leggeri, sia fisicamente che emotivamente. Immaginiamo di camminare per strada con fiducia e sicurezza in noi stessi. Non sarebbe fantastico?

In realtà, e questa è una buona notizia, non è così complicato ottenere un ventre piatto.

Richiede alcuni aggiustamenti, un po' di azione, una sana dose di motivazione e perseveranza, ma probabilmente è un sacrificio minore di quanto si possa immaginare.

Nel corso di questo libro, la guideremo passo dopo passo attraverso tutto ciò che deve sapere e fare per raggiungere il suo obiettivo.

E siamo chiari fin dall'inizio: non si tratta di imporre una dieta rigida di frustrazione e privazione, che sarebbe destinata al fallimento.
Al contrario, vogliamo che ognuno sia in grado di diventare autonomo, adattando ogni passo, ogni consiglio, al proprio stile di vita e agli imperativi quotidiani.

Lao Tzu diceva: "Se dai a un uomo un pesce, mangerà per un giorno. Se gli insegni a pescare, mangerà per tutta la vita".

Quando chiuderemo questo libro, sapremo perché il nostro stomaco non è piatto come vorremmo e capiremo perché abbiamo qualche curva fuori posto.
Che siamo uomini o donne, 20 o 50 anni, saremo in grado di raggiungere il nostro obiettivo e di adottare uno stile di vita più sano.

Prepariamoci a intraprendere questo viaggio insieme, per liberare il nostro corpo dai complessi e migliorare il nostro benessere.

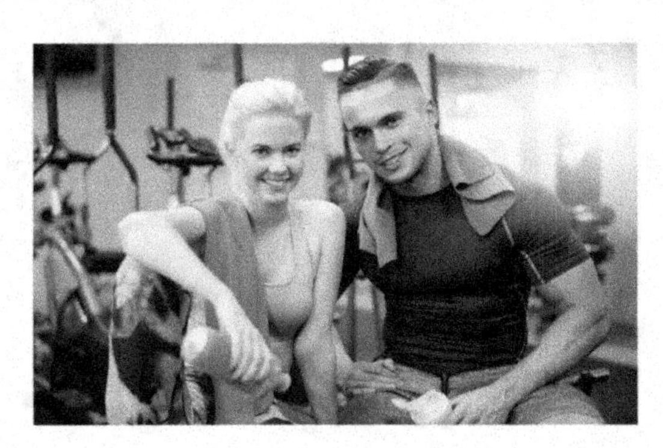

Emilie & Sacha

COSE DA SAPERE

Che cos'è la pancia grossa? Cos'è il grasso e come si forma? Quali sono i rischi del sovrappeso? Come si calcola il mio IMC?

In questa prima parte, amplieremo le nostre conoscenze e faremo il punto sulla nostra situazione iniziale.

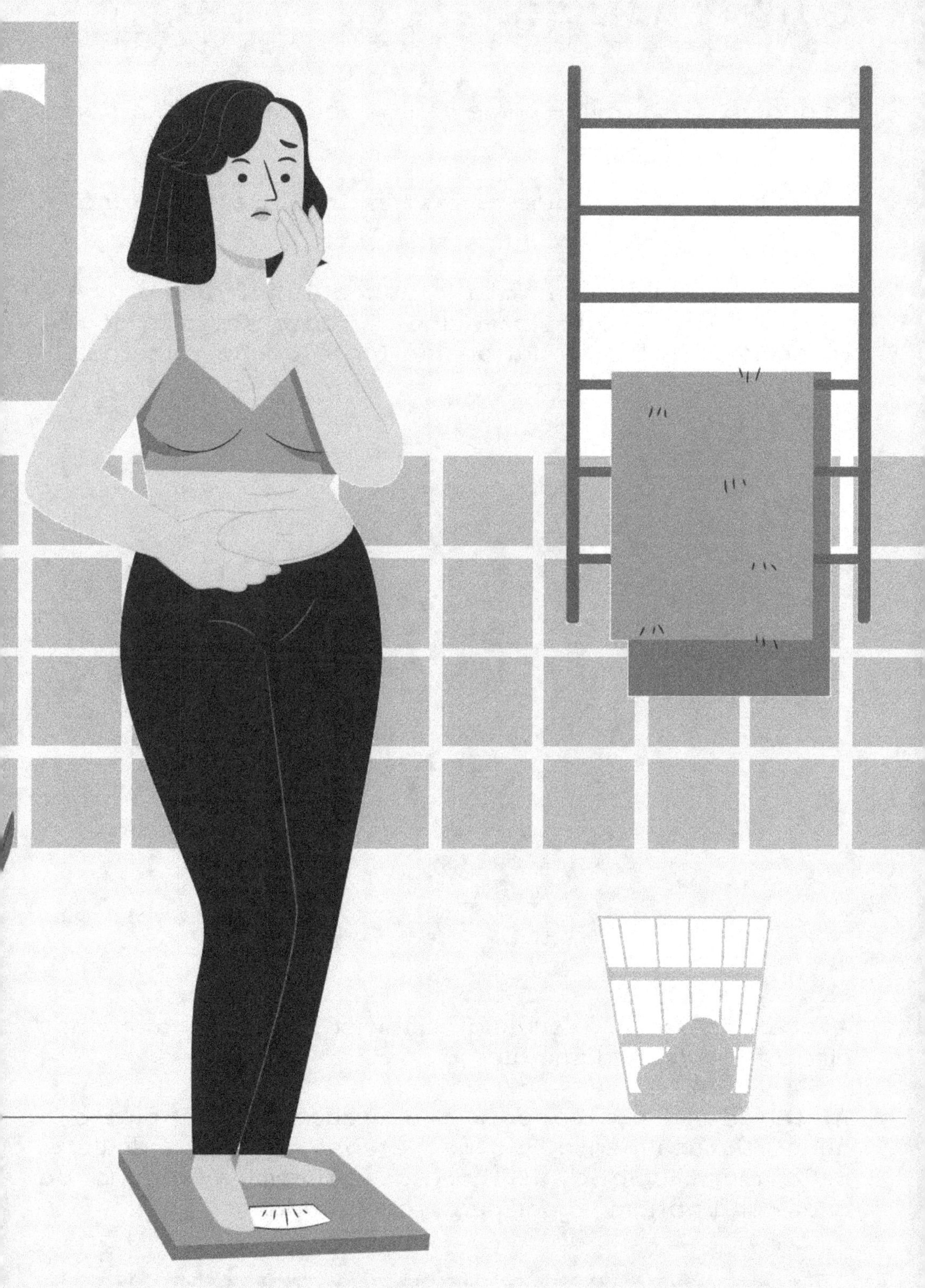

COS'È IL PANCIONE?

L'addome, noto anche come cavità addominale, è la parte inferiore del tronco.

Contiene gli organi digestivi (stomaco, intestino, fegato, pancreas), i reni e la milza.

Questa cavità è delimitata in alto dal diaframma (che è una membrana muscolotendinea situata sotto la cavità toracica) e in basso dal bacino (noto anche come pelvi).

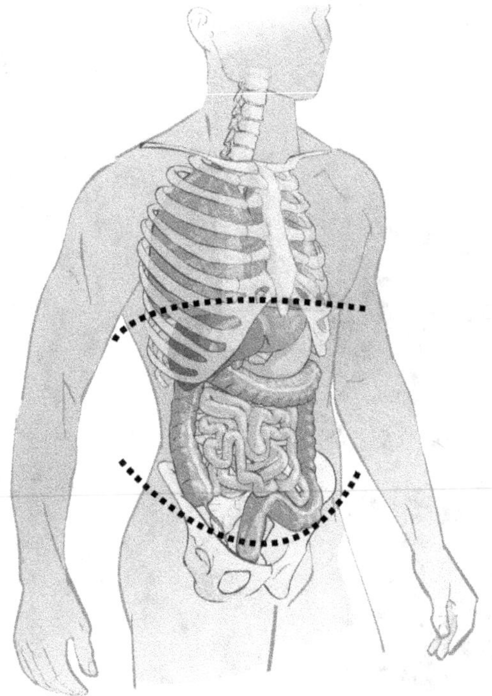

Ho o non ho il pancione?

Avere una 'pancia grossa' significa avere una grande circonferenza addominale.

In teoria, la nostra pancia dovrebbe essere piatta o quasi. Naturalmente, alcune persone, a causa dell'età, della morfologia o del corredo genetico, tendono ad avere una pancia leggermente arrotondata.

Esistono standard e misurazioni mediche per definire il concetto di " pancia grossa" o di distensione addominale.

Tuttavia, queste misurazioni non tengono conto di un aspetto fondamentale: noi!
Come ci sentiamo quando guardiamo la nostra pancia? Ci piace?

Se questo libro è nelle nostre mani, quasi certamente è perché non siamo totalmente a nostro agio con il nostro corpo. Forse siamo influenzate dagli standard estetici della società. Forse vogliamo semplicemente avere un bell'aspetto. Forse è una questione di salute. Qualunque sia il motivo. L'importante è che vogliamo cambiare. Se ci accorgiamo che la nostra pancia è troppo rotonda, allora facciamo qualcosa.

Il più delle volte, l'aumento del volume della cavità addominale è causato da un accumulo di massa grassa, ma ci sono anche altri fattori, come il rilassamento dei muscoli addominali e una cattiva postura (bacino e schiena).

L'accumulo di diversi di questi fattori non è raro. Le persone in sovrappeso (anche quelle in leggero sovrappeso) hanno spesso muscoli addominali più o meno rilassati, che a loro volta possono portare a problemi di postura.

Infine, il nostro stile di vita (stress, mancanza di sonno, ecc.) può portare a disturbi ormonali che accentuano l'aumento di peso.

Diamo un'occhiata più da vicino al fattore n. 1, il grasso.

GRASSO

Il grasso, noto anche come tessuto adiposo o massa grassa, è un elemento importante per il corretto funzionamento del nostro corpo e svolge diversi ruoli.

Immagazzinamento di energia: il grasso è una riserva di energia. In parole povere, quando il corpo ha bisogno di energia, un segnale ormonale rilascia alcune cellule di grasso (trigliceridi) che vengono poi scomposte in glicerolo e acidi grassi. Questi elementi vengono a loro volta rilasciati nel flusso sanguigno e trasportati ai tessuti (come i muscoli, ad esempio) per essere utilizzati come carburante.
Si stima che 100 grammi di massa grassa possano produrre circa 750 Kcal.

Isolamento termico: il grasso agisce come isolante termico, consentendo al corpo di regolare meglio la sua temperatura interna e di resistere meglio alle variazioni di temperatura esterne.

Protezione degli organi: il grasso che circonda alcuni organi (cuore, reni, fegato) fornisce protezione in caso di shock.

Regolazione ormonale: alcune cellule adipose sono coinvolte nella produzione di ormoni come il cortisolo, il testosterone, gli estrogeni e il progesterone.

I tre tipi di grasso

Grasso bianco: è la forma di grasso più comune nel nostro corpo. È principalmente sottocutaneo (sotto la pelle) e diffuso su tutto il corpo, in quantità variabili. In genere, e soprattutto nei casi di eccesso, si trova soprattutto su addome, fianchi, cosce, glutei e parte bassa della schiena.
Il grasso bianco serve essenzialmente per immagazzinare energia e produrre ormoni.

Grasso bruno: molto meno comune del grasso bianco, il grasso bruno si trova soprattutto sul collo e sulle spalle. Il suo ruolo è essenzialmente termico.
Questo tipo di grasso è più diffuso nei neonati.

Grasso beige: esiste anche un altro tipo di tessuto adiposo, chiamato grasso beige.
Scoperto di recente, questo grasso è il risultato della trasformazione del grasso bianco sotto l'effetto di uno stimolo esterno, in particolare l'esposizione al freddo. Il grasso beige ha proprietà simili a quelle del grasso bruno e quindi è coinvolto nella regolazione termica.

Percentuale di grasso corporeo

Il grasso corporeo normale (cioè la percentuale di tessuto adiposo presente nel corpo) varia principalmente in base al sesso e all'età.

Per un uomo, la percentuale normale di grasso corporeo è compresa tra il 10 e il 25%.
Per le donne, il livello normale di massa grassa è compreso tra il 20 e il 35%.

I livelli di grasso corporeo sono naturalmente più alti nelle donne. Ciò è dovuto in particolare alla maggiore necessità di regolazione ormonale (per il ciclo mestruale, ad esempio), oltre che per compensare eventuali esigenze durante la gravidanza.

Una percentuale di grasso corporeo compresa tra il 25 e il 30% per gli uomini e tra il 35 e il 40% per le donne è un indicatore di sovrappeso.

Una percentuale di grasso corporeo superiore al 30% per gli uomini e al 40% per le donne è un indicatore di obesità.

Il grasso della pancia

Il grasso addominale è unico in quanto si trova sia sotto la pelle (grasso sottocutaneo) che nella cavità addominale (grasso viscerale).

Il grasso sottocutaneo è facile da identificare. Basta pizzicare la pelle dell'addome per sentire la massa grassa situata tra la pelle e i muscoli addominali.

Il grasso viscerale è più difficile da stimare. Solo i metodi di imaging medico (ad esempio, la risonanza magnetica) possono fornire risultati accurati.

Tuttavia, una circonferenza vita elevata, soprattutto in relazione alla circonferenza dei fianchi, è un segnale da tenere in considerazione. In generale, una pancia molto arrotondata indica una grande quantità di grasso viscerale.

Le bilance impedenziometriche, che sono ancora accessibili, forniscono risultati relativamente accurati.

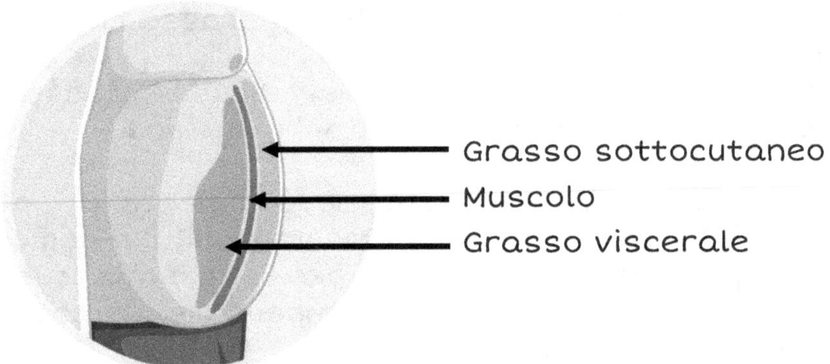

Come si forma il grasso?

Il grasso si forma quando c'è uno squilibrio tra l'assunzione di energia e il dispendio energetico.

Per misurare l'assunzione e il dispendio di energia, utilizziamo un'unità di misura energetica chiamata Kilocaloria (Kcal).

L'apporto energetico deriva da tutto ciò che mangiamo e beviamo.

Ogni alimento ha un diverso apporto energetico (o apporto calorico). Ad esempio, 100 grammi di patate fritte forniscono circa 250 Kcal, ma 100 grammi di carote crude forniscono 40 Kcal.

Il dispendio energetico deriva dal modo in cui il nostro corpo funziona.

Il nostro corpo consuma costantemente energia, sia per respirare, camminare, parlare, guardare la televisione, fare sport o mantenere il calore corporeo. La quantità di energia che spendiamo dipende dall'attività che svolgiamo. Ad esempio, un'ora di camminata su un terreno pianeggiante comporta un dispendio medio di 150 Kcal, ma un'ora di bicicletta a una velocità di 30 km/h comporta un dispendio di 600-1000 Kcal.

Quando l'assunzione di energia supera il dispendio energetico, il corpo immagazzina le calorie in eccesso come grasso.

Tuttavia, questo eccesso deve essere regolare, relativamente grande e verificarsi per un periodo relativamente lungo.

Se l'eccesso di energia non si verifica regolarmente, o se è piccolo, l'aumento della massa grassa sarà praticamente nullo.

Alcune persone tendono a immagazzinare grasso più facilmente di altre e, al contrario, alcune persone immagazzinano pochissima massa grassa anche quando hanno un grande surplus calorico.

Il nostro patrimonio genetico gioca un ruolo importante in queste differenze, ma non è l'unica causa.

Anche il nostro metabolismo (cioè tutte le trasformazioni chimiche e biologiche all'interno del nostro corpo) svolge un ruolo importante, ed è qui che entra in gioco il funzionamento ormonale.

Infine, la composizione della nostra dieta gioca un ruolo molto importante. Alcuni alimenti sono molto più favorevoli all'accumulo di grasso rispetto ad altri.

I RISCHI LEGATI AL SOVRAPPESO

Sebbene i grassi siano essenziali per il corretto funzionamento del nostro corpo, una quantità eccessiva di essi può causare problemi significativi.

Il sovrappeso e l'obesità presentano rischi importanti per la salute. Ovviamente, questi rischi sono legati all'entità del sovrappeso e ai fattori genetici.

Malattie cardiovascolari

Il sovrappeso contribuisce in modo determinante allo sviluppo di malattie cardiovascolari (pressione alta, aritmia cardiaca, rischio di attacco cardiaco, ecc.)

Diabete di tipo 2

Il sovrappeso aumenta notevolmente il rischio di sviluppare il diabete di tipo 2, che porta alla resistenza all'insulina e quindi a livelli elevati di zucchero nel sangue.

Cancro

Il sovrappeso aumenta il rischio di sviluppare il cancro, compreso quello al seno, al colon, all'esofago, allo stomaco, ai reni, al fegato, al pancreas e all'utero.

Disturbi articolari

L'eccesso di peso, e quindi l'elevata pressione esercitata sulle articolazioni, porta a problemi come infiammazioni, dolori articolari e osteoartrite.

Problemi respiratori

L'eccesso di peso può causare problemi respiratori, tra cui l'apnea notturna.

Rischi per il fegato

Il sovrappeso può aumentare il rischio di malattie epatiche, in particolare di steatosi (accumulo di grasso nel fegato).

L'impatto psicologico

Oltre all'impatto sulla salute fisica, il sovrappeso ha spesso conseguenze sulla salute mentale. Questi rischi, troppo spesso sottovalutati, devono essere presi molto sul serio.

Il sovrappeso, anche se minimo, può portare a una riduzione dell'autostima e della fiducia in se stessi.

In alcuni casi, questo può portare all'esclusione, alla stigmatizzazione e alla discriminazione.

Queste situazioni possono portare, tra l'altro, a depressione e difficoltà relazionali, con ripercussioni sulla vita personale e professionale.

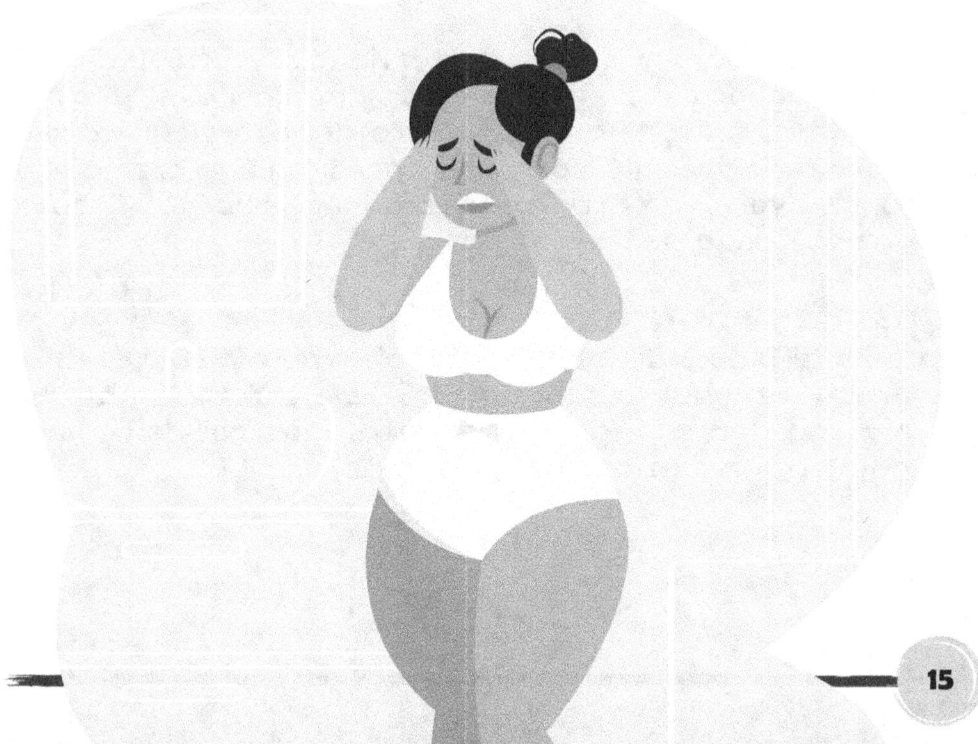

I MITI LEGATI AL SOVRAPPESO

Ci sono molti miti sul sovrappeso ed è importante chiarirli subito.

Diete restrittive

Come vedremo in questo libro, è importante limitare alcuni alimenti per eliminare il grasso corporeo. Tuttavia, le diete troppo restrittive, anche se possono portare a una perdita di peso temporanea, sono totalmente inefficaci a lungo termine. Studi recenti hanno dimostrato che il 95% delle persone che hanno seguito tali diete riprendono peso (a volte più di prima della dieta) nei mesi successivi.

Bisogna anche fare attenzione a certe diete che limitano o favoriscono una particolare famiglia di alimenti. Queste diete possono portare a carenze che possono avere un impatto dannoso sulla capacità dell'organismo di funzionare correttamente e impedire al corpo di bruciare i grassi.

Creme dimagranti

Le creme dimagranti hanno un'efficacia molto limitata. Possono migliorare l'aspetto della nostra pelle, ma non possono mai portare a una perdita di peso significativa. Faccia attenzione alla composizione di alcune creme, che possono avere effetti collaterali indesiderati, come l'irritazione della pelle.

Le pillole dimagranti

Non solo le pillole dimagranti sono meno efficaci (se non del tutto), ma spesso sono associate a effetti collaterali più o meno dannosi (pressione alta, disturbi dell'umore, insonnia, infiammazione del pancreas, ecc.)

Cinture di sudore

Le famose cinture per sudare, generalmente vendute con la promessa di una perdita di grasso mirata, in realtà non hanno assolutamente alcun effetto. Come suggerisce il nome, fanno sudare e basta. Il sudore è composto da acqua e minerali, quindi è facile capire che una cintura di sudore non scioglierà mai il grasso.

Cibi a basso contenuto di grassi

Gli alimenti a basso contenuto di grassi possono essere un buon modo per sostituire i prodotti troppo ricchi. Tuttavia, faccia attenzione alla composizione di alcuni di questi alimenti, che possono contenere sostanze di origine industriale che potrebbero essere dannose per la sua salute. Pertanto, deve leggere attentamente le etichette di questo tipo di prodotti.

Obiettivo perdita di grasso

Puntare alla perdita di grasso è molto difficile (se non impossibile). Quindi è un mito, ad esempio, che si possa perdere solo il grasso della pancia. Lo stesso vale per le cosce, i glutei, ecc...
In realtà, quando ci sono le condizioni giuste perché il corpo riduca la sua massa grassa, questa perdita sarà generalizzata e non localizzata.
 Detto questo, è un'ottima cosa, se non altro dal punto di vista estetico.

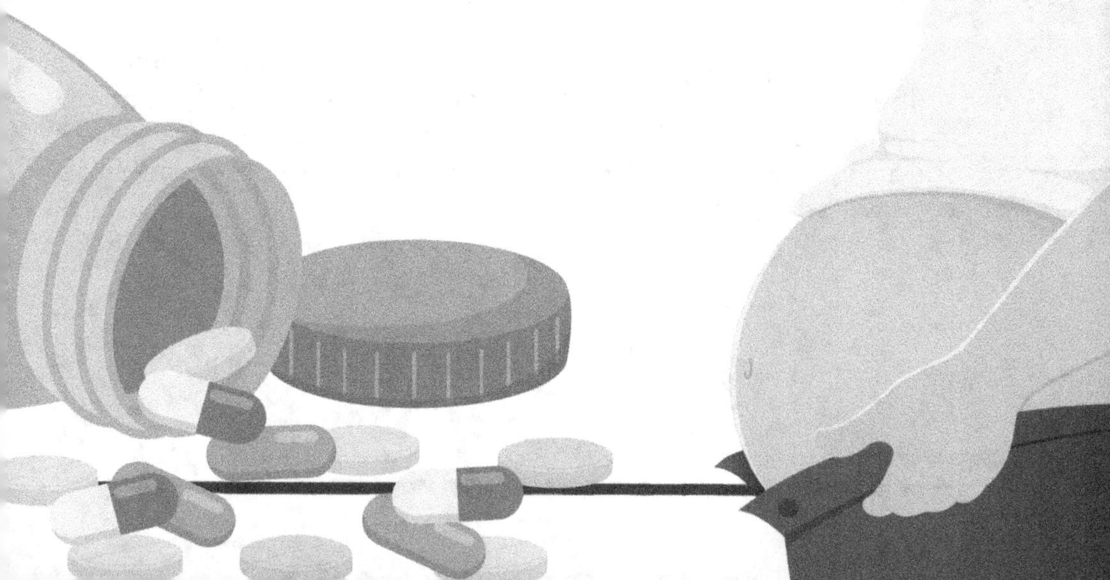

COME OTTENERE UNA PANCIA PIATTA?

Come abbiamo appena visto, il sovrappeso ha un impatto potenzialmente dannoso sulla nostra salute fisica e psicologica, e non esiste un prodotto miracoloso per perdere peso.

Se vogliamo perdere il grasso della pancia, dobbiamo affrontare il fattore più importante: il grasso in eccesso. Dobbiamo anche rassodare i muscoli addominali e correggere la nostra postura, se necessario.

Per fare questo, dobbiamo iniziare ad agire sulla nostra dieta. La dieta, come vedremo nelle pagine seguenti, è la causa principale dell'accumulo di grasso nel nostro corpo.

Poi interverremo sulla nostra attività fisica, che determina il nostro dispendio energetico (e quindi la nostra capacità di bruciare i grassi), ma anche il tono muscolare e la postura.

Infine, esamineremo vari parametri, come lo stress e il sonno, per migliorare il nostro funzionamento ormonale e incoraggiare la regolazione naturale del nostro corpo.

L'intero approccio è progressivo. Non si tratta di seguire una dieta drastica o di fare una corsa di 2 ore al giorno.

Sarebbe certamente un metodo efficace, ma non sarebbe sostenibile a lungo termine. E cosa succede dopo, quando abbandoniamo la dieta e smettiamo di correre? Semplicemente, riprenderemo tutto il peso che abbiamo perso, e forse anche di più.

Se vogliamo ottenere risultati duraturi, dobbiamo capire come funziona il nostro corpo e modificare alcuni comportamenti. In questo modo raggiungeremo il nostro obiettivo e saremo in grado di mantenere il nostro peso e la nostra pancia piatta.

Ogni passo di questo libro può essere adattato al suo punto di partenza e ai suoi obiettivi.

Qualunque sia la nostra età, qualunque sia il nostro sesso, saremo in grado di intraprendere azioni concrete per ottenere una pancia piatta.

In fondo, è facile, no?

Tutto ciò che serve è un minimo di motivazione!

Infatti, parliamo di questo.

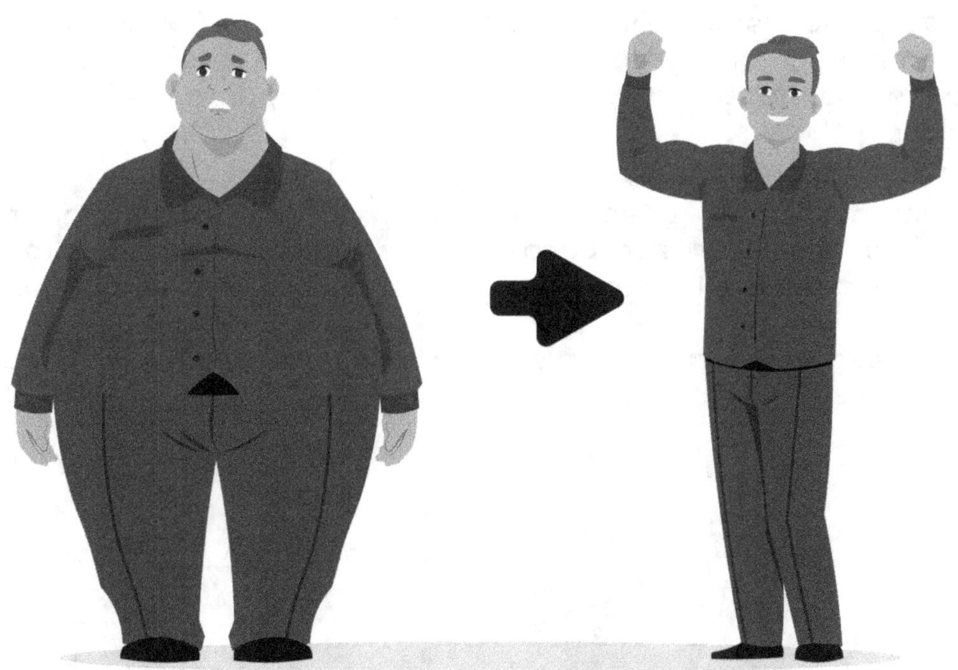

ESSERE MOTIVATO

La motivazione è il nostro carburante. Senza di essa, non troveremo l'energia necessaria per compiere qualsiasi sforzo, sia alimentare che fisico.

La motivazione è la chiave del suo successo.

Ecco quindi alcuni consigli su come rimanere motivati:

Si ponga degli obiettivi

Fissare un obiettivo significa visualizzare un risultato, una meta da raggiungere. Un obiettivo deve essere realistico e fissato nel tempo.

Ad esempio, voglio perdere 5 cm intorno alla vita in 2 mesi, oppure voglio poter indossare quel vestito quest'estate, o più semplicemente, voglio sentirmi bene con il mio corpo tra 6 mesi.

Dobbiamo visualizzare regolarmente il nostro obiettivo. Cerchiamo di percepire i cambiamenti positivi che il raggiungimento del nostro obiettivo comporterà.

Non badi troppo al suo peso

Aumentare il peso non significa necessariamente aumentare il grasso corporeo. L'esercizio fisico regolare aumenterà la sua massa muscolare e quindi il suo peso.

Ad esempio, è meglio misurare la circonferenza vita per stimare i risultati.

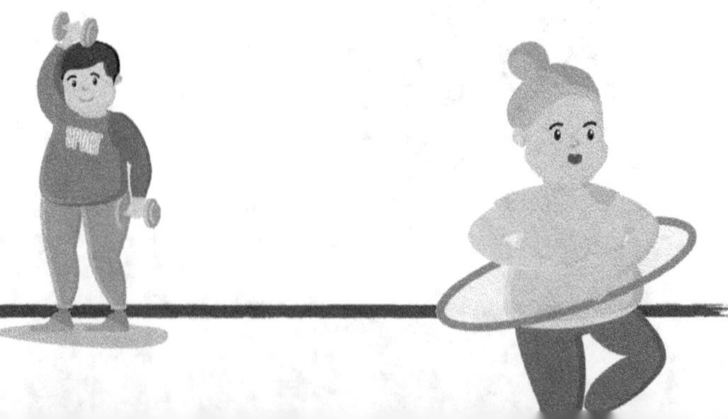

Prendersi il tempo necessario

Fissare un obiettivo troppo grande in un tempo troppo breve è un ottimo modo per fallire.

Che si tratti di alimentazione o di sport, non deve passare da un estremo all'altro.

Nessuna frustrazione

Riequilibrare la sua dieta a volte richiede sforzi e compromessi. Ma faccia attenzione a non cadere nella frustrazione costante, che sarebbe totalmente controproducente.

Creare nuove abitudini

A volte è complicato cambiare le nostre abitudini. Cucinare un pasto sano invece di andare al fast food, fare attività fisica invece di guardare la televisione comodamente seduti sul divano...

Fare un piano può aiutarci a cambiare le nostre abitudini più facilmente.
A seconda del nostro programma, possiamo definire il tempo per cucinare, il tempo per l'attività fisica, il tempo per andare a letto...

Niente scuse!

Dovevamo fare 30 minuti di sport questa sera, ma abbiamo avuto una giornata faticosa? Dovevamo cucinare un pasto sano, ma c'è un programma molto interessante in TV? Troveremo sempre una scusa per evitare di impegnarci.

Quindi, niente scuse e facciamo ciò che dobbiamo fare per raggiungere il nostro obiettivo.

IMC, TMB E DET

Prima di tutto, dobbiamo effettuare alcuni calcoli per definire il nostro punto di partenza e stimare il nostro fabbisogno calorico.

È molto importante eseguire questa fase, in modo da avere una linea di base da cui partire per adattare la nostra dieta e il nostro dispendio energetico.

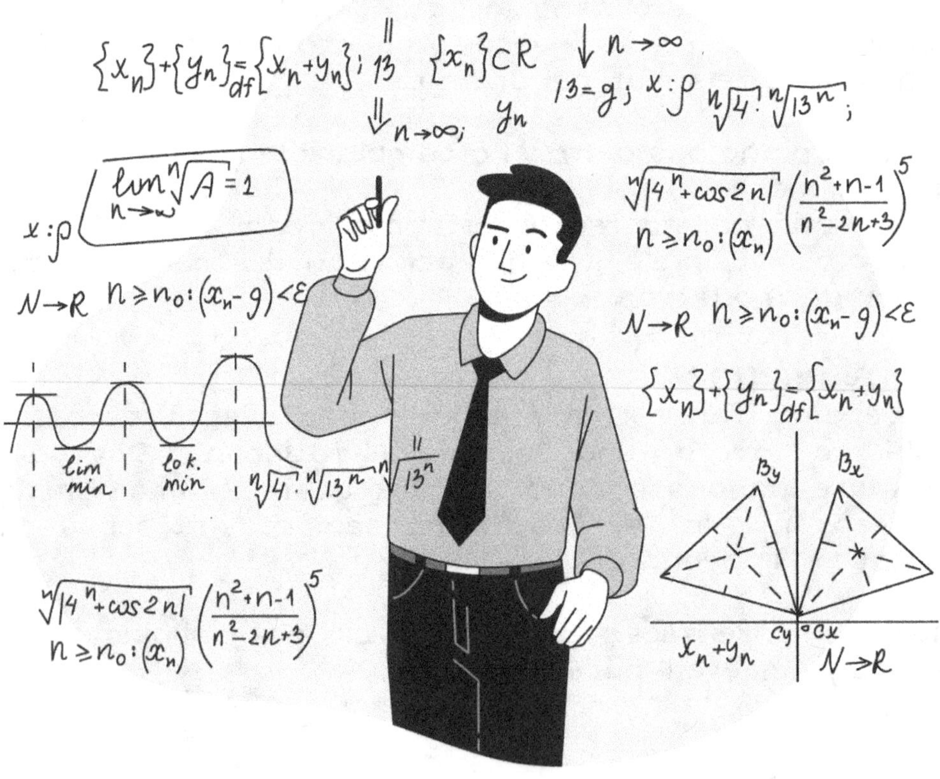

INDICE DI MASSA CORPOREA

L'indice di massa corporea, o IMC, è un semplice calcolo utilizzato per valutare la corpulenza di una persona, basato su due parametri: altezza e peso.

Il calcolo è il seguente:

$$\frac{\underline{PESO\ (in\ KG)}}{(ALTEZZA\ (in\ M))^2}$$

Esempio per una persona di 1,70 m e 80 kg di peso:
$80 \div (1.70)^2 = 80 \div 2.89 = 27.68$
L'IMC di questa persona è 27,68.

Una volta calcolato l'IMC, lo confronti con i valori sottostanti:
IMC inferiore a 18,5: sottopeso
IMC tra 18,5 e 24,9: normopeso
IMC tra 25 e 30: sovrappeso
IMC superiore a 30: obeso

Per tornare al nostro esempio, questa persona è quindi in sovrappeso.

L'IMC fornisce un'indicazione della massa corporea complessiva ed è importante calcolarlo per stimare il peso.

Attenzione, però, perché l'IMC ha dei limiti: Non distingue tra età e sesso e non può distinguere tra massa grassa e massa muscolare o ossea.
Quindi una persona atletica può avere un IMC elevato, ma non essere in sovrappeso.

Calcoliamo subito il nostro IMC!

TASSO METABOLICO BASALE

Il tasso metabolico basale, o TMB, è il numero di calorie di cui il nostro corpo ha bisogno per svolgere le sue funzioni vitali (respirazione, circolazione sanguigna, regolazione della temperatura, ecc.)

A differenza dell'IMC, i metodi di calcolo tengono conto del sesso e dell'età. Esistono diverse formule e tutte danno un risultato simile.

Prendiamo il metodo Mifflin St Jeor:

Per gli UOMINI :
(10 X peso in Kg) + (6,25 X altezza in cm) - (5 X età in anni) + 5

Per le DONNE :
(10 X peso in Kg) + (6,25 X altezza in cm) - (5 X età in anni) - 161

Il risultato sarà una stima del numero di Kcal di cui il nostro corpo ha bisogno SOLO per mantenere le funzioni vitali nell'arco di una giornata (24 ore).

Prendiamo l'esempio di una donna che pesa 60 kg, misura 1,60 m e ha 35 anni.

TMB = (10 X 60) + (6,25 X 160) - (5 X 35) - 161
TMB = 600 + 1000 - 175 - 161
TMB = 1264

Questa donna ha quindi un tasso metabolico basale di 1264 Kcal.

Calcoliamo il nostro TMB!

DISPENDIO ENERGETICO TOTALE

Ora applicheremo un coefficiente al nostro risultato basato sul nostro dispendio energetico, per stimare il numero totale di calorie di cui abbiamo bisogno in un giorno.

Questi coefficienti sono quindi direttamente collegati al nostro livello di attività fisica quotidiana.

Sono determinati principalmente in base all'attività fisica complessiva (compresa l'attività fisica derivante dall'attività professionale) e all'attività sportiva.

Sono classificati come segue:

- Sedentario: pochissima attività fisica durante il giorno e nessuna attività sportiva.

- Moderatamente attivo: poca attività fisica e/o attività sportiva non molto intensa.

- Attivo: attività fisica e sportiva moderata.

- Molto attivo: attività fisica e/o sportiva intensa.

- Intensivo: attività fisica e/o attività sportiva molto intensa.

Per determinare in quale categoria rientriamo, dobbiamo prendere in considerazione la nostra attività fisica nel suo complesso.

Per esempio, se abbiamo un lavoro d'ufficio (sedentario), ma facciamo un'ora di boxe ogni sera, allora siamo nella categoria " attivo" o " molto attivo".

In quale categoria ci troviamo?

Una volta determinata la categoria, dobbiamo applicare il coefficiente al nostro TMB per ottenere il valore, in Kcal, del nostro dispendio energetico totale (noto anche come DET).

I coefficienti sono :
* Sedentario: X 1,2
* Moderatamente attivo: X 1,375
* Attivo: X 1,55
* Molto attivo: X 1,725
* Intensivo: X 1,9

Torniamo al nostro esempio con la donna di 35 anni. Il suo TMB è di 1264 Kcal.
Ha un lavoro d'ufficio e usa l'auto per raggiungerlo. Fa yoga (un'attività sportiva moderatamente intensa) 3 volte alla settimana per 1 ora.

Possiamo quindi considerarla nella categoria "moderatamente attiva".

Prendiamo il suo TMB e applichiamo il coefficiente corrispondente.

1264 X 1.375 = 1738

Il suo dispendio energetico totale giornaliero (DET) è quindi di 1738 Kcal.

Immaginiamo che questa donna presti un po' di attenzione alla sua dieta e consumi in media 1750 Kcal al giorno.

Poiché la differenza tra l'assunzione e il dispendio è quasi identica, il peso di questa donna non cambierà, o cambierà molto poco e molto lentamente.

Ora immaginiamo che la dieta di questa donna sia troppo ricca e che consumi 2000 Kcal al giorno.

Il suo apporto energetico supera di gran lunga il suo dispendio energetico (cioè il suo fabbisogno). Il corpo immagazzinerà l'energia in eccesso e il grasso corporeo di questa donna aumenterà.

Infine, immaginiamo che questa donna segua attentamente la sua dieta per perdere peso e che consumi 1400 Kcal al giorno.
L'apporto energetico è molto inferiore al dispendio energetico (questo è noto come deficit calorico) e questa donna perderà gradualmente grasso corporeo.

La stima del nostro fabbisogno energetico è quindi un passo essenziale se vogliamo ridurre il nostro grasso corporeo.

Abbiamo già calcolato il nostro TMB. Applichiamo il coefficiente corrispondente alla nostra situazione per ottenere il nostro DET.

Qual è il nostro fabbisogno energetico (DET)?

Ora che conosciamo il nostro fabbisogno energetico, possiamo iniziare ad agire sull'apporto calorico e quindi sulla nostra dieta.

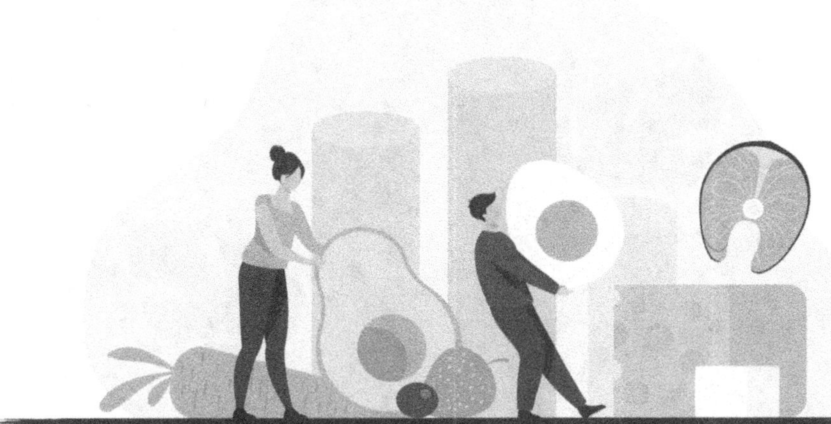

ALIMENTAZIONE

Ciò che mangiamo ha una grande influenza sul nostro benessere fisico e mentale. Ogni alimento che mangiamo ha un impatto sulla nostra salute. Ciò che mangiamo è la causa principale dell'accumulo di grasso corporeo, nella pancia e altrove.

In questa sezione, scopriremo i diversi nutrienti e il loro ruolo, e come possiamo adottare una dieta sana che soddisfi le nostre esigenze.

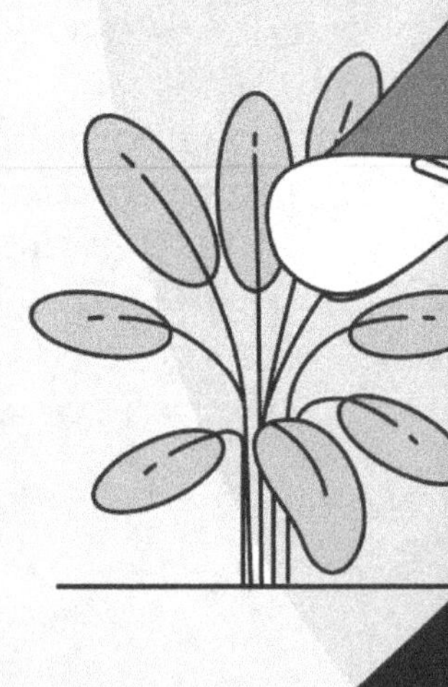

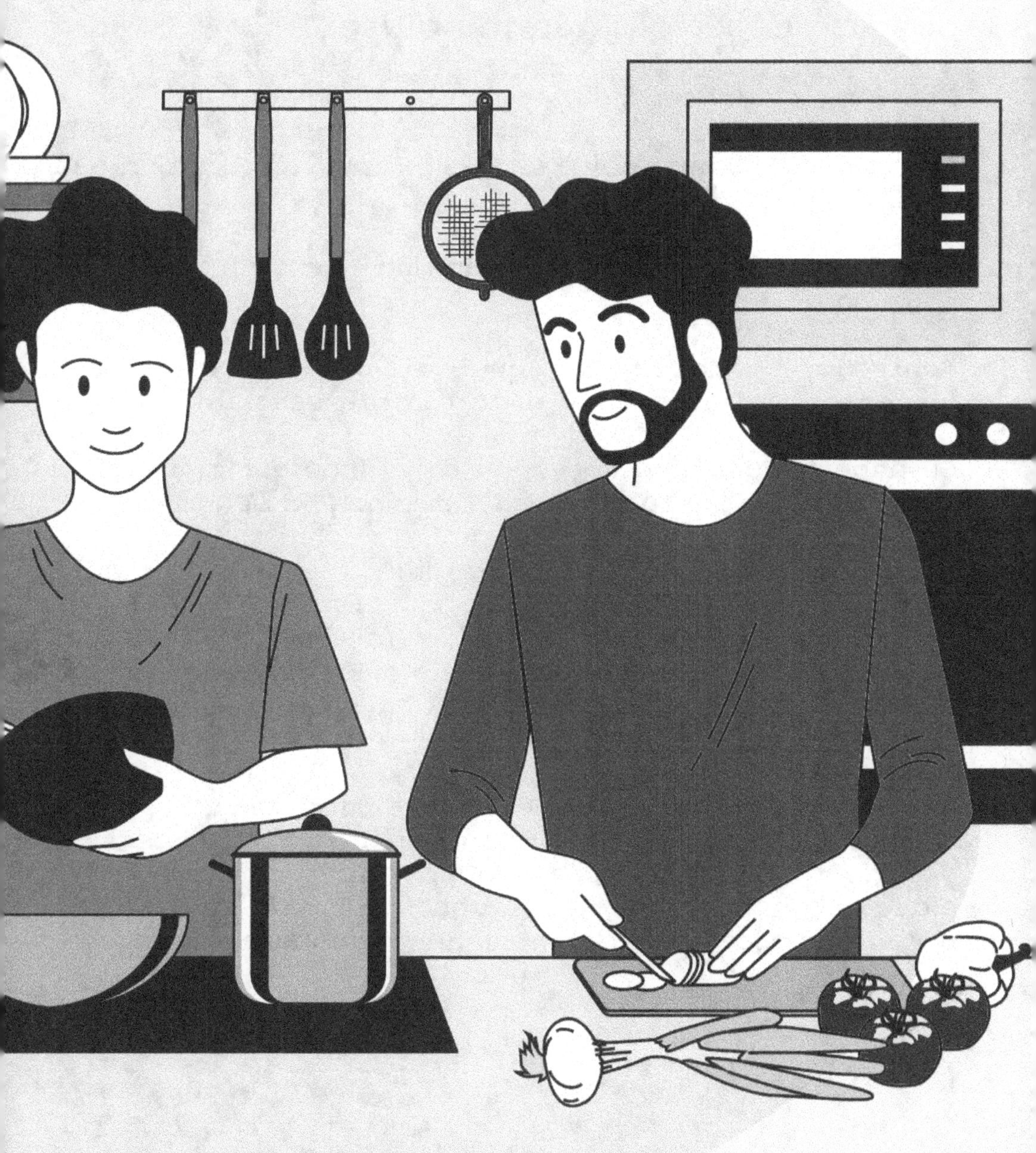

AVERE UNA BUONA ALIMENTAZIONE

Una buona alimentazione è la chiave per avere un ventre piatto, evitare l'eccesso di peso ed essere in buona salute.

Dobbiamo quindi controllare ciò che mangiamo.

Per farlo, dobbiamo agire su due pilastri: la quantità e la qualità.

Controllare la quantità significa gestire l'apporto calorico.

Controllare l'aspetto qualitativo assicura una alimentazione sana, ricca di nutrienti essenziali.

Gli aspetti quantitativi e qualitativi sono quindi collegati e agire su uno senza agire sull'altro non ha senso.

Ancora una volta, non si tratta di ridurre drasticamente la quantità di cibo che si mangia. Questo avrebbe un impatto psicologico dannoso e sarebbe destinato a fallire a lungo termine. Inoltre, è molto probabile che una dieta di questo tipo porti a carenze che avranno ripercussioni sulla nostra salute.

Non si tratta nemmeno di eliminare tutti i piccoli piaceri del gusto. È importante, di tanto in tanto, concedersi la propria torta preferita o qualsiasi altro cibo che le dia piacere. In nessun caso dobbiamo cadere in una privazione eccessiva. Mangiare deve rimanere un piacere.

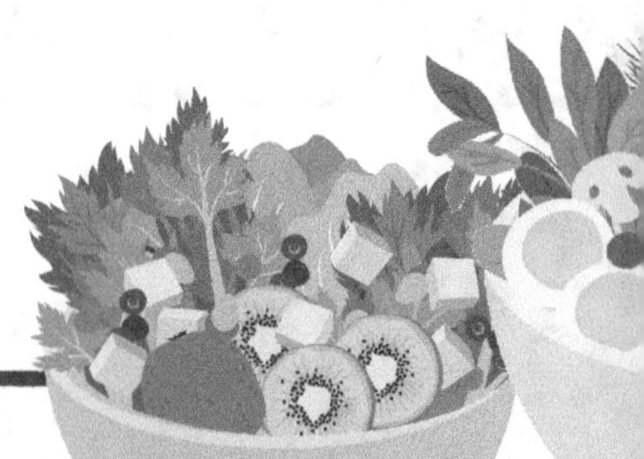

Sì, è possibile perdere il grasso della pancia mangiando cioccolato, gelato e hamburger di tanto in tanto...

Ma ammettiamolo, dobbiamo comunque apportare alcune modifiche alla nostra dieta.

Questi cambiamenti raggiungeranno due obiettivi:
- Creare un deficit calorico, che costringerà il nostro corpo ad attingere energia dal grasso corporeo.
- Migliorare il nostro apporto nutrizionale, che migliorerà il funzionamento generale del nostro corpo e la nostra salute.

Per raggiungere questi obiettivi, è necessaria una buona comprensione della nutrizione.

Inizieremo quindi a rivedere i nutrienti presenti negli alimenti e a scoprire il loro ruolo e il loro impatto sul nostro corpo.

Un nutriente è un componente elementare fornito dagli alimenti e assimilato dal nostro corpo.

Esistono due famiglie principali di nutrienti: Macronutrienti e micronutrienti.

Macronutrienti

I macronutrienti sono nutrienti di cui il corpo ha bisogno in grandi quantità. Forniscono l'energia di cui il nostro corpo ha bisogno per funzionare correttamente, oltre ad alcuni componenti essenziali.

Sono quindi i componenti principali della nostra dieta.

Esistono 3 gruppi di macronutrienti: Proteine, carboidrati e grassi (o lipidi).

Micronutrienti

Anche i micronutrienti sono nutrienti essenziali per il nostro corpo, ma in quantità molto più ridotte.

A differenza dei tre diversi gruppi di macronutrienti, i micronutrienti non forniscono energia.

I principali micronutrienti sono vitamine, minerali e oligoelementi. Ci sono anche altri elementi, come i probiotici.

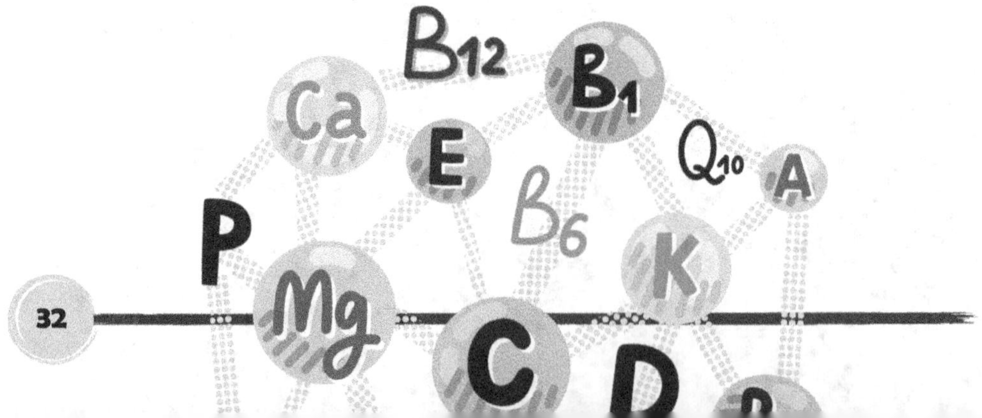

È adattando il consumo di macronutrienti che saremo in grado di creare un deficit calorico, poiché sono questi a fornire energia al nostro corpo.

Questo adattamento riguarda sia l'aspetto quantitativo (deficit calorico) sia l'aspetto qualitativo.

Non si tratta di ridurre in modo casuale il nostro apporto nutrizionale. Il rapporto tra i diversi gruppi di macronutrienti (proteine, carboidrati, grassi) è fondamentale.

A parità di peso, i diversi macronutrienti non avranno lo stesso contenuto calorico, né ci forniranno gli stessi componenti nutrizionali.
Il nostro corpo, quindi, non li elaborerà allo stesso modo.

Anche l'assunzione di micronutrienti non deve essere trascurata, in quanto avrà un impatto importante sul modo in cui il nostro corpo funziona.

Diamo un'occhiata più da vicino al ruolo e all'impatto dei macronutrienti sul nostro corpo.

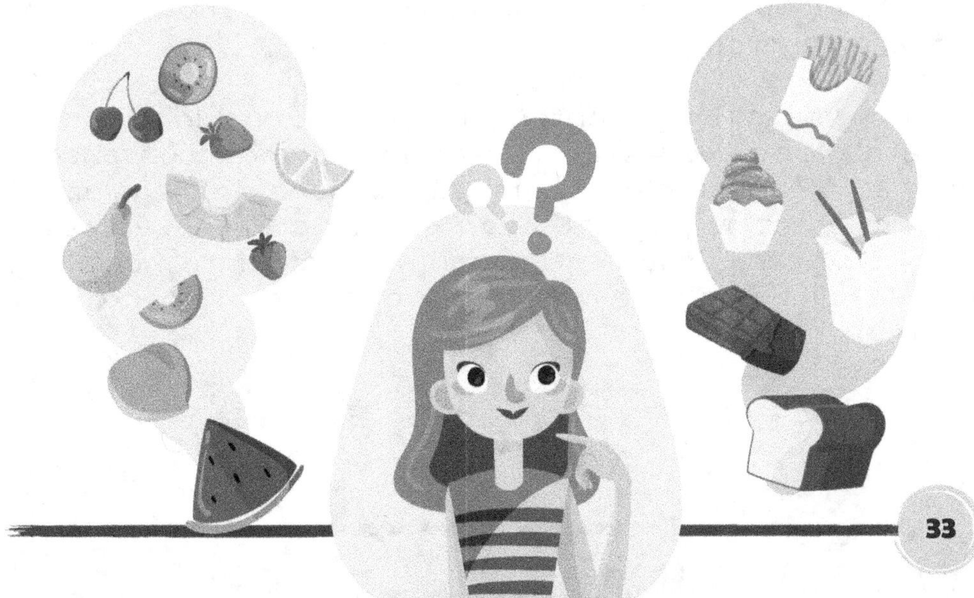

MACRONUTRIENTI

Proteine

Le proteine sono costituite da aminoacidi, che sono molecole composte principalmente da carbonio, idrogeno, azoto e ossigeno.

Le proteine sono essenziali per costruire e mantenere i nostri tessuti. Sono i componenti principali dei nostri muscoli, della pelle e dei capelli.

Di fatto, sono il secondo componente più importante del corpo umano, dopo l'acqua. È anche importante sapere che, a differenza dei carboidrati e dei lipidi, il nostro corpo non può immagazzinare le proteine.

Nella nostra dieta, le proteine possono essere di origine animale o vegetale.

Le proteine animali si trovano nella carne, nel pesce, nelle uova e nei prodotti caseari.

Le proteine vegetali si trovano principalmente nei cereali (grano, avena, ecc.), nei legumi (fagioli, lenticchie, ceci, ecc.) e nei frutti oleosi (mandorle, noci, semi, ecc.).

Ci sono alcune differenze notevoli tra le proteine animali e quelle vegetali.

Le proteine animali contengono più aminoacidi di quelle vegetali. Detto questo, le proteine animali contengono anche più grassi (alcuni dei quali possono danneggiare la salute cardiovascolare se consumati in eccesso). Le proteine vegetali contengono generalmente fibre, utili per la digestione, e molti meno grassi rispetto alle proteine animali.

Carboidrati

I carboidrati sono composti da carbonio, idrogeno e ossigeno.
Sono la principale fonte di energia del nostro corpo.

Durante la digestione, i carboidrati vengono prima scomposti in glucosio, che viene poi assorbito nel flusso sanguigno per fornire energia alle varie cellule.

Quando questo glucosio è in eccesso, viene trasformato in acido grasso, che viene poi immagazzinato sotto forma di trigliceridi (dopo un'ulteriore trasformazione) nelle cellule adipose (cioè il grasso).

Esistono due tipi di carboidrati: i carboidrati semplici e i carboidrati complessi.

I carboidrati semplici (come fruttosio, glucosio, saccarosio e lattosio) vengono digeriti molto rapidamente e causano un rapido aumento dei livelli di glucosio nel sangue. Questo livello è chiamato Indice Glicemico.

Si trovano, ad esempio, nello zucchero, nella frutta, nel miele, nei dolci, nelle bevande zuccherate, nelle torte... In breve, in tutti gli alimenti dolci.

I carboidrati complessi (come l'amido) vengono digeriti più lentamente. Si trovano negli alimenti amidacei come cereali, riso, patate e pasta. Questi carboidrati generalmente non hanno un sapore dolce.

I carboidrati semplici hanno un indice glicemico più alto rispetto ai carboidrati complessi. In parole povere, un indice glicemico elevato provoca una digestione rapida e quindi un aumento dei livelli di glucosio nel sangue. Questo provoca un picco di insulina (l'ormone che regola i livelli di glucosio), che a sua volta converte il glucosio in grasso, se ce n'è troppo.

Lipidi

Anche i lipidi (o grassi) sono composti da carbonio, idrogeno e ossigeno.

La funzione principale dei lipidi è quella di immagazzinare energia, ma va notato che svolgono anche un ruolo vitale nel corretto funzionamento del nostro corpo. Ad esempio, sono elementi importanti nella costruzione delle cellule, permettono di assimilare alcune vitamine e contribuiscono al corretto funzionamento degli ormoni.

In termini di nutrizione, esistono due tipi di lipidi: gli acidi grassi saturi e gli acidi grassi insaturi.

Gli acidi grassi saturi sono generalmente di origine animale. Si trovano nelle carni grasse (come le carni rosse), nei salumi e in alcuni prodotti caseari (burro, formaggio, ecc.). Tuttavia, alcuni grassi vegetali, come l'olio di palma e l'olio di cocco, contengono livelli molto elevati di acidi grassi saturi.

Questi acidi grassi non sono dannosi per il nostro organismo se vengono consumati in modo ragionevole. D'altra parte, un consumo eccessivo sarà dannoso per la nostra salute cardiovascolare (soprattutto a causa del famoso colesterolo cattivo) e non farà assolutamente nulla per aiutare a regolare il nostro grasso corporeo.

Gli acidi grassi insaturi sono spesso di origine vegetale. Si trovano, ad esempio, nei frutti oleosi (da cui si può estrarre l'olio) come l'avocado e le olive, nelle noci (noci, mandorle, ecc.) e nei semi (girasole, sesamo, semi di lino, ecc.). Naturalmente, gli oli di questi semi oleosi contengono anche acidi grassi insaturi.

Anche alcuni legumi, come le arachidi e la soia, contengono una buona quantità di acidi grassi insaturi.

Infine, questi acidi grassi si trovano anche in alcuni pesci (noti come pesci grassi), come salmone, sgombro, sardine, aringhe, branzino, orata, ecc.

Gli acidi grassi insaturi fanno bene alla salute e comportano pochi rischi. Al contrario, sono molto utili per il sistema cardiovascolare. Questa famiglia comprende gli Omega 3, 6 e 9, acidi grassi che fanno molto bene all'organismo.

Ecco un consiglio relativamente semplice per identificare gli acidi grassi: gli acidi grassi saturi sono generalmente solidi a temperatura ambiente, come il burro o il grasso animale. Gli acidi grassi insaturi, invece, sono generalmente liquidi a temperatura ambiente, come ad esempio l'olio vegetale, e non si solidificano in frigorifero.

Ci sono delle eccezioni. L'olio di cocco, ad esempio, è classificato come acido grasso saturo, anche se è liquido a temperatura ambiente.

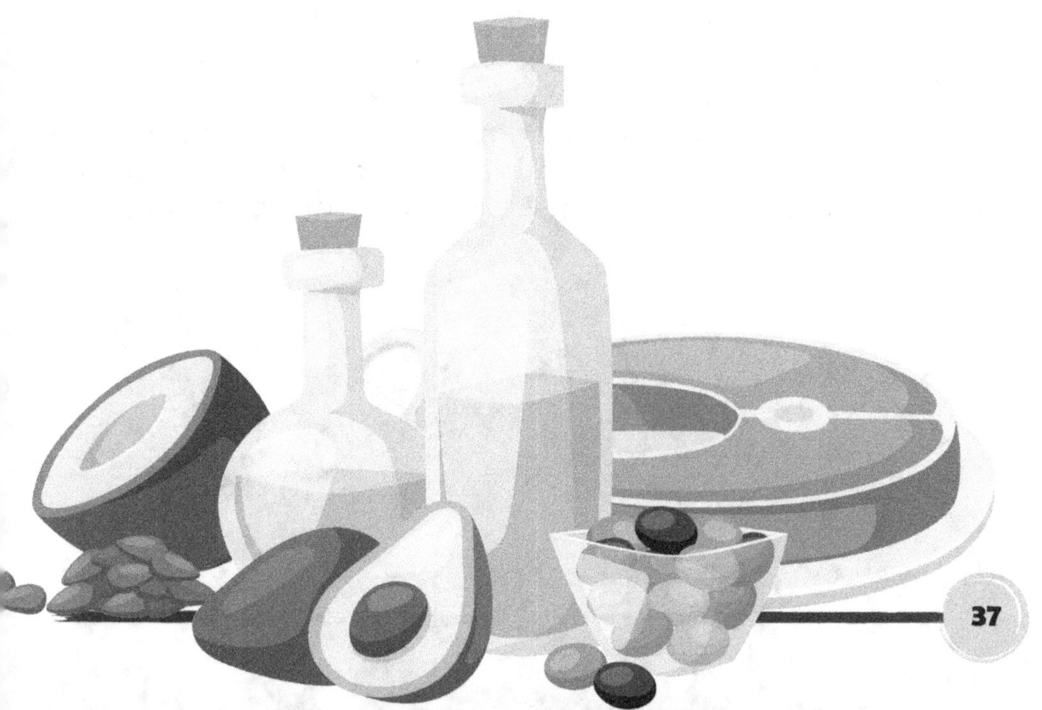

Vitamine

Le vitamine sono nutrienti privi di valore calorico. Tuttavia, sono molto importanti per il corretto funzionamento del nostro metabolismo.

Tra le altre cose, sono coinvolte nella circolazione sanguigna, nel funzionamento del sistema immunitario, nel sistema nervoso e nella crescita cellulare.

Possono essere suddivise in due categorie principali: Vitamine liposolubili e vitamine idrosolubili.

Le vitamine liposolubili sono le vitamine A, D, E e K.

Si trovano negli alimenti ricchi di grassi, come il pesce grasso, gli oli, i latticini, le uova, la carne e le frattaglie, oltre che in alcuni tipi di frutta e verdura, come le carote, le verdure a foglia verde e le albicocche.

La vitamina D è unica anche perché può essere sintetizzata dall'organismo attraverso l'esposizione alla luce solare.

Le vitamine idrosolubili sono le vitamine C e B.

Si trovano negli alimenti ricchi di acqua, sia nella frutta (arance, fragole, ecc.) che nella verdura (broccoli, cereali, legumi, ecc.). Anche la carne è una fonte di vitamina B.

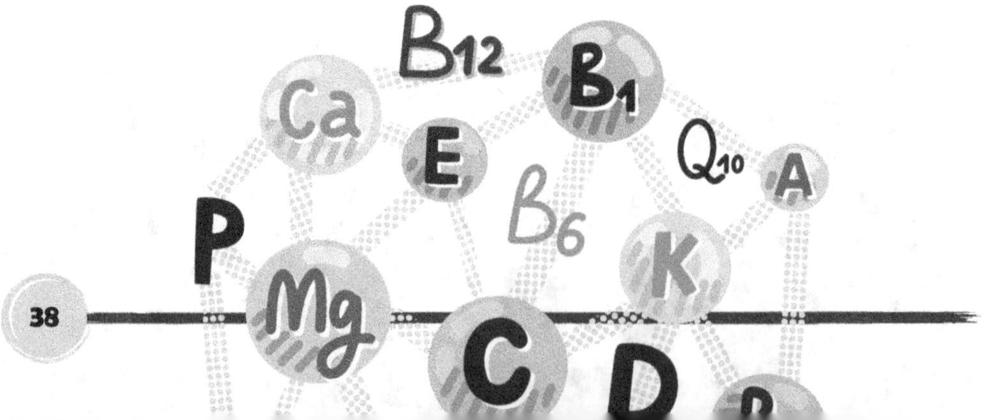

Minerali e oligoelementi

I minerali e gli oligoelementi sono in realtà atomi di natura diversa, necessari al corpo per funzionare correttamente. L'unica differenza tra minerali e oligoelementi è la quantità presente nell'organismo. I minerali sono presenti in quantità maggiori rispetto agli oligoelementi.

I minerali e gli oligoelementi più importanti sono calcio, magnesio, fosforo, potassio, rame, ferro, fluoro, iodio, manganese, zinco e selenio.

I minerali e gli oligoelementi si trovano praticamente ovunque: nell'acqua, nei prodotti vegetali (verdure, cereali, frutta) e nei prodotti animali (carne, pesce, frutti di mare)... E persino nel cioccolato fondente (magnesio).

Probiotici

I probiotici sono microrganismi vivi, come alcuni batteri benefici.

I probiotici svolgono un ruolo importante nella digestione e nel sistema immunitario. Studi recenti hanno anche dimostrato il legame tra la salute dell'apparato digerente (che è molto influenzato dai probiotici) e la salute mentale.

I probiotici si trovano nei prodotti lattiero-caseari fermentati (yogurt, formaggi), in alcuni alimenti fermentati (come i crauti) e in alcune bevande anch'esse fermentate (come il kombucha).

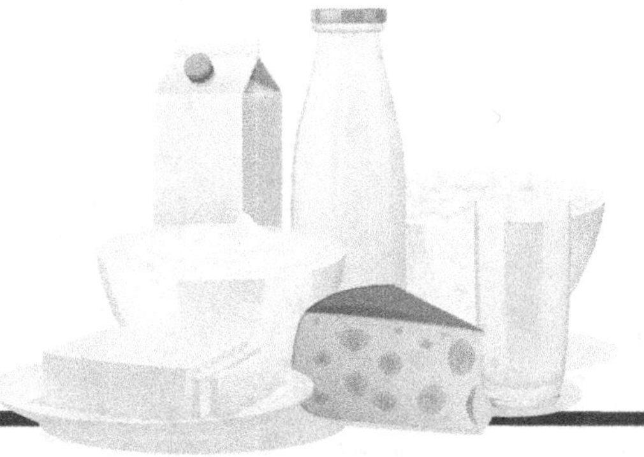

ALTRI ELEMENTI

Oltre ai macronutrienti e ai micronutrienti, ci sono altri elementi che fanno parte della nostra dieta.

Fibre alimentari

Le fibre alimentari sono elementi di origine vegetale che resistono alla digestione nello stomaco e nell'intestino tenue.

Svolgono un ruolo importante nel corretto funzionamento del colon (intestino crasso). Migliorano il transito intestinale agendo sulla consistenza delle feci, sulla contrazione intestinale e sull'attività batterica (attraverso la fermentazione). Hanno anche un effetto positivo sulla sazietà.

La fibra da sola ha un contenuto calorico molto basso.

Si trova in frutta, verdura, legumi e cereali integrali.

Acqua

L'acqua è essenziale per il nostro corpo e partecipa a numerosi processi importanti, come l'idratazione, la circolazione sanguigna, la regolazione della temperatura corporea, l'eliminazione dei rifiuti e la digestione.

L'acqua è anche una fonte di alcuni minerali, come il calcio, il sodio e il magnesio.

L'acqua da sola non fornisce calorie.

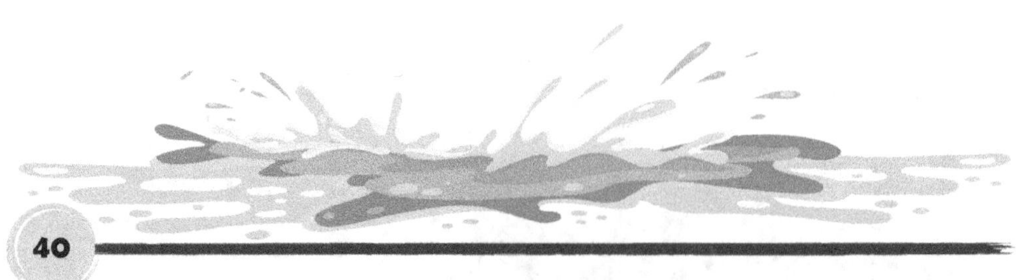

Antiossidanti

In poche parole, gli antiossidanti sono molecole che proteggono le nostre cellule dall'invecchiamento precoce. Alcune vitamine (A, C, E) svolgono un ruolo antiossidante, così come alcuni minerali (zinco, selenio). La famiglia degli antiossidanti comprende altre molecole complesse, come i polifenoli.

Il loro contenuto calorico è trascurabile.

Si trovano nelle bacche, negli agrumi, nelle verdure, nelle noci, nel pesce grasso, in alcune spezie (curcuma, zafferano), nel tè verde, nel caffè e nel cioccolato fondente.

Dolcificanti

I dolcificanti (o edulcoranti) sono sostituti dello zucchero. Sono sostanze o additivi alimentari che hanno un sapore dolce.

Il miele e lo sciroppo d'acero possono essere considerati dolcificanti naturali. Ma la maggior parte dei dolcificanti sono elementi sintetici (non naturali) che conferiscono un sapore dolce limitando l'apporto calorico.

Il problema è che il loro impatto sulla nostra salute non è ancora ben conosciuto. Alcuni studi dimostrano addirittura che alcuni dolcificanti sintetici presentano rischi cardiovascolari e neurologici.

La maggior parte dei prodotti a basso contenuto di grassi (bibite, alimenti dell'industria alimentare) contiene dolcificanti artificiali.

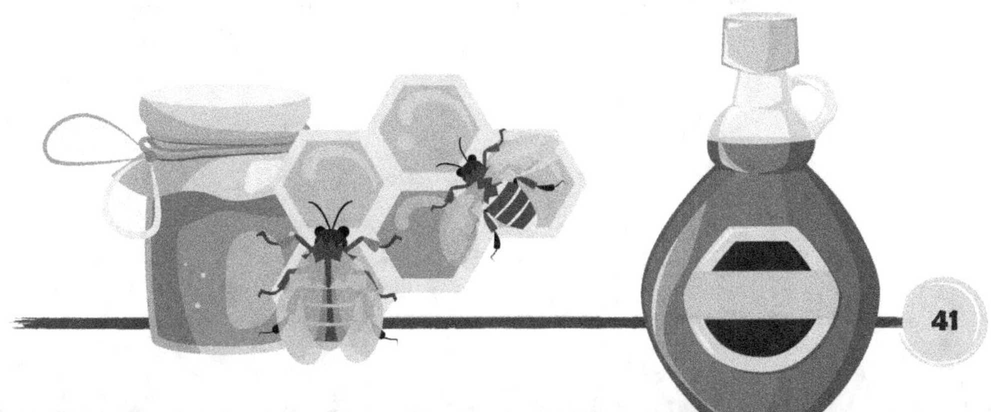

Additivi alimentari

Gli additivi alimentari sono sostanze aggiunte agli alimenti per migliorarne il gusto, il colore, la consistenza o la conservazione.

Si trovano quindi, in quantità maggiori o minori, nei prodotti alimentari trasformati (cioè quelli prodotti dall'industria alimentare). Si stima che circa l'80% degli alimenti industriali contenga additivi.

Forniscono pochissime, se non nessuna, caloria.

Alcuni additivi sono di origine naturale, come l'acido citrico o la clorofilla. Ma la maggior parte degli additivi sono sintetici e, anche in questo caso, alcuni hanno un effetto sconosciuto sul nostro corpo.

Gli studi hanno dimostrato che alcuni additivi possono provocare reazioni allergiche, nonché rischi di cancro e di disfunzioni endocrine (cioè disfunzioni del sistema ormonale).

Caffeina

La caffeina è una sostanza naturale presente in caffè, tè, cola e cioccolato fondente. Si trova anche nelle bevande energetiche.

La caffeina ha un effetto stimolante sul sistema nervoso. Tende a migliorare la concentrazione e la vigilanza.
Non fornisce praticamente energia.

Tuttavia, un consumo eccessivo può causare disturbi del sonno, problemi digestivi e contribuire all'ansia.

Alcol

L'alcol è conosciuto anche come etanolo. È una molecola composta da carbonio, idrogeno e ossigeno.

L'alcol ha un effetto psicoattivo, ossia agisce sul sistema nervoso centrale e altera il nostro umore, la percezione, lo stato di coscienza e le capacità motorie.

Altre sostanze psicoattive sono il tabacco, la cocaina, le droghe che migliorano le prestazioni e alcuni farmaci (psicofarmaci).

Alcuni alcolici, come il vino rosso, hanno effetti positivi perché contengono antiossidanti.

Tuttavia, gli effetti nocivi non sono trascurabili. Un consumo eccessivo e regolare di alcol comporta rischi per il fegato, l'apparato digerente, il cuore e il pancreas, per non parlare del rischio di dipendenza.

Infine, deve sapere che l'alcol è molto calorico. Gli alcolici forti (whisky, rum, ecc.) hanno un apporto energetico molto elevato, da 4 a 5 volte superiore a quello di un alcolico più leggero come la birra. Ma tutto questo deve essere considerato nel contesto delle quantità consumate e di eventuali altri prodotti mescolati (come nel caso dei cocktail).

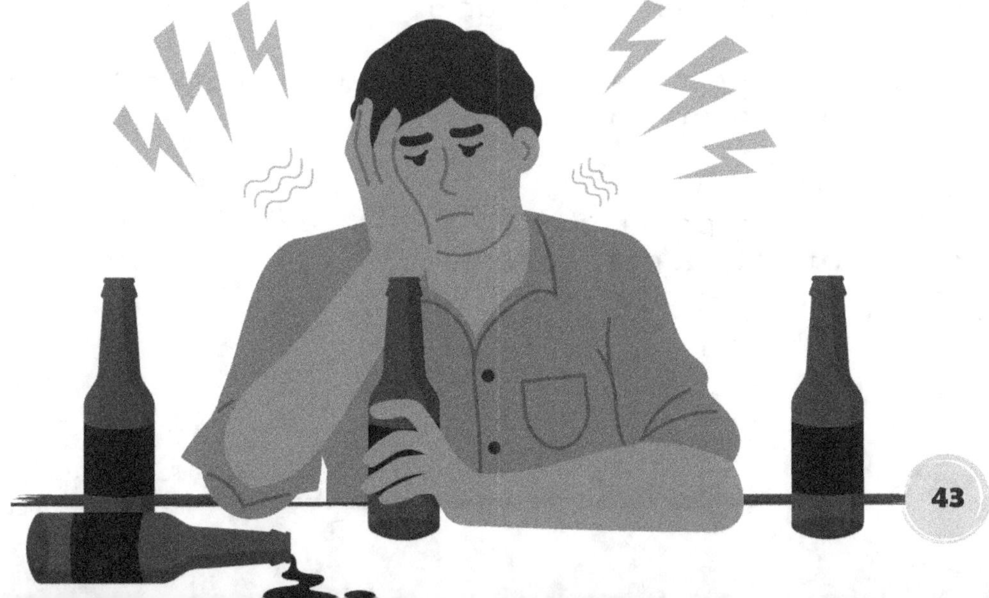

CALCOLARE LE CALORIE

Abbiamo appena visto che non tutti i nutrienti hanno lo stesso impatto sul nostro corpo.

L'apporto energetico proviene solo dai macronutrienti e dall'alcol (che non è un nutriente).

È importante, soprattutto quando si vuole perdere grasso corporeo, stimare l'apporto energetico totale giornaliero.

Come abbiamo visto, questo totale deve essere confrontato con il nostro DET (dispendio energetico totale).

In parole povere, se il totale delle calorie nella nostra dieta è superiore al nostro DET, allora accumuleremo grasso corporeo. Se il totale è uguale al nostro DET, il nostro grasso corporeo sarà stabile. E se il totale è inferiore al nostro TDE, creiamo un deficit calorico che costringe il nostro corpo ad attingere energia dalle nostre riserve (grasso).

Quindi, il primo passo è imparare a calcolare le calorie della nostra dieta.

Esistono diversi metodi per farlo.

Il primo metodo consiste nel prendere le basi caloriche per ogni macronutriente.

Queste basi sono:
Proteine: 4 Kcal per grammo.
Carboidrati: 4 Kcal per grammo.
Grassi: 9 Kcal per grammo.

Questo metodo è efficace, ma a volte complicato da attuare.

Bisogna capire che raramente un alimento è composto al 100% da un solo macronutriente.

Prendiamo, ad esempio, una porzione da 100 grammi di petto di pollo arrosto. Non si tratta di fare il seguente calcolo: 100 grammi X 4 Kcal = 400 Kcal. Sarebbe una stima errata.

Il petto di pollo medio contiene 27 grammi di proteine e 1,5 grammi di grassi. La quantità di carboidrati è pari a zero.

Dovrebbe quindi fare questo calcolo:
(27 grammi (proteine) X 4 Kcal) + (1,5 grammi (grassi) X 9 Kcal) = 121,5 Kcal.

Questo metodo è quindi molto preciso, ma richiede molti calcoli per un singolo prodotto. Inoltre, richiede la conoscenza della composizione in macronutrienti di ogni alimento.

Un metodo leggermente più semplice consiste nel fare riferimento alle tabelle dei valori nutrizionali, che forniscono il numero di calorie (per 100 grammi) per la maggior parte degli alimenti.

Naturalmente, si tratta solo di stime e il numero di calorie può variare a seconda dell'esatta composizione dell'alimento o del modo in cui viene cucinato.

Le tabelle dei valori nutrizionali degli alimenti sono allegate a questo libro.

Esse elencano gli alimenti più comuni, classificati per tipo, e forniscono una stima dell'apporto calorico e delle proporzioni dei macronutrienti.

Per i piatti composti da diversi alimenti e preparati in casa da noi stessi, come le lasagne o una torta, dobbiamo sommare l'apporto calorico di ogni elemento, in base alla sua quantità.

Ad esempio, se prepariamo una torta con un uovo, 150 grammi di farina, 100 grammi di cioccolato, 100 grammi di burro e 50 grammi di zucchero, dobbiamo calcolare il contenuto calorico di un uovo, poi 150 grammi di farina, poi 100 grammi di cioccolato e così via.
Poi sommare tutti i valori e dividere per il numero di porzioni.

Naturalmente, ancora una volta, si tratta di una stima, in quanto il metodo di cottura può alterare leggermente l'apporto calorico.

Per i prodotti e gli alimenti industriali, è consigliabile fare riferimento alle etichette sulla confezione, che indicano i valori nutrizionali del prodotto.

In ogni caso, qualunque sia il metodo utilizzato, dovrà pesare gli alimenti o stimarne il peso in modo abbastanza accurato.

E ogni alimento deve essere preso in considerazione. Ad esempio, è necessario contare una dose di ketchup o una zolletta di zucchero nel caffè.

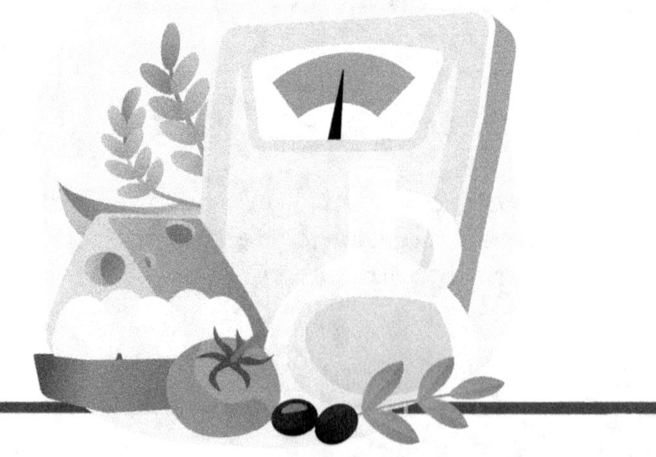

Per calcolare il nostro apporto energetico, dobbiamo calcolare la quantità di cibo consumato. Questa quantità viene generalmente calcolata in base al peso (in grammi), e talvolta in base al volume per le bevande.

Il metodo più efficace è pesare ogni alimento su una bilancia e registrare il numero corrispondente di Kcal.

Poi sommare questi numeri per ottenere le calorie totali consumate in un pasto. E così via per ogni pasto. Alla fine della giornata, avremo il nostro apporto energetico totale.

Facciamo un esempio con un pasto composto da 100 grammi di salmone (200 Kcal), 100 grammi di riso bianco (150 Kcal) e 100 grammi di broccoli (35 Kcal). Questo ci dà un totale di *385* Kcal.

Questo metodo è il più efficace e fornisce una stima relativamente accurata del nostro apporto calorico. Ma è anche un po' restrittivo.
Bisogna pesare ogni alimento e questo non è sempre possibile. Ad esempio, come possiamo pesare i nostri alimenti quando non siamo a casa?

E siamo onesti, a volte le nostre giornate sono così piene che rischiamo di dimenticare di pesare gli alimenti, o semplicemente di non farlo perché non abbiamo tempo o energia.

Fortunatamente, esiste un trucco per stimare il peso degli alimenti. E per farlo, useremo la nostra mano.

In teoria, una porzione di alimenti ricchi di proteine (carne, pesce, ecc.) delle dimensioni del palmo della mano dovrebbe essere di circa 100 / 150 grammi. Una porzione di alimenti ricchi di carboidrati (riso, pasta) delle dimensioni del nostro pugno chiuso sarebbe anch'essa di circa 100/150 grammi. Infine, una porzione di alimenti ricchi di grassi (burro, olio) delle dimensioni del pollice è di circa 15/20 grammi.

Queste misure sono teoriche, in quanto dipendono dalle dimensioni della nostra mano, ma anche dalla densità dell'alimento.

Per una stima più precisa, è sufficiente tagliare un pezzo di carne delle dimensioni del palmo della mano (si noti che lo spessore deve essere quasi identico) e pesarlo. Questo ci darà una stima più accurata del peso equivalente del nostro palmo. Poi faccia lo stesso pesando una quantità di pasta o di riso delle dimensioni del suo pugno e una quantità di burro o di olio delle dimensioni del suo pollice.

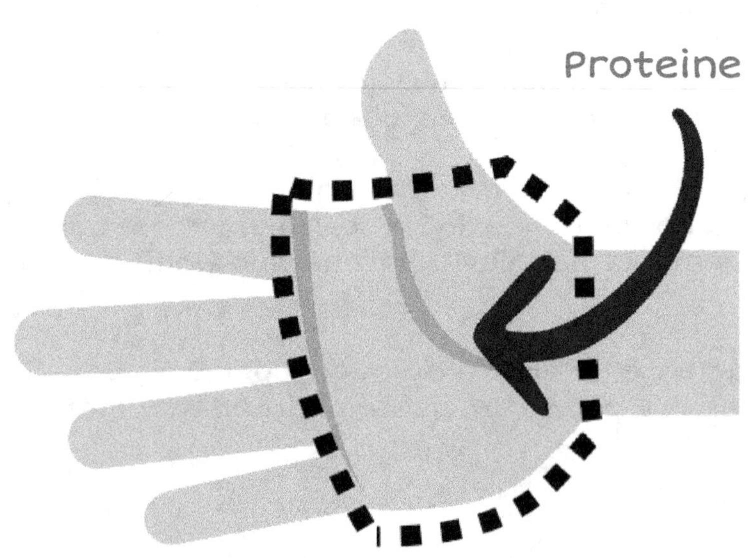

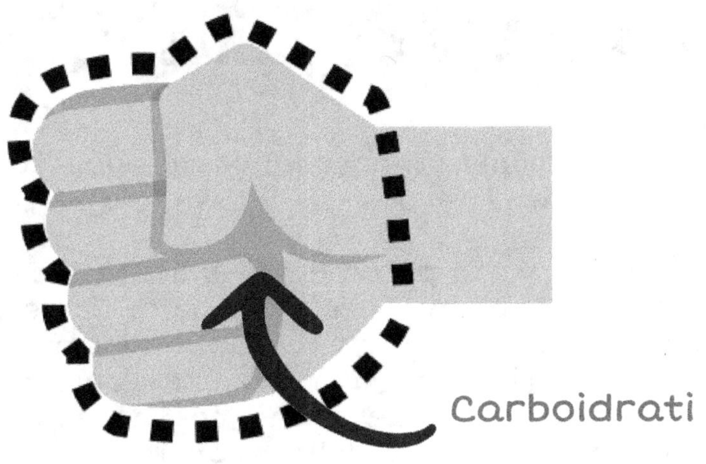

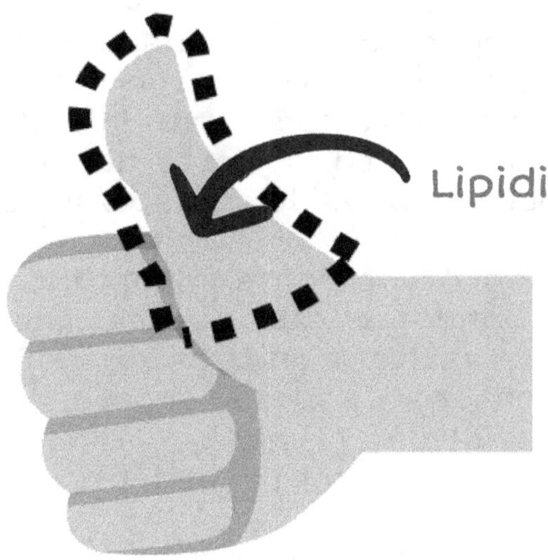

Ora possiamo stimare il peso dei nostri alimenti senza tirare fuori la bilancia!

Proviamo a calcolare il nostro apporto calorico per alcuni giorni, senza modificare le nostre abitudini alimentari. Confrontiamole con il nostro DET.

Di quante Kcal stiamo superando il nostro DET?

LA QUALITÀ DEGLI ALIMENTI

Ora sappiamo come stimare il nostro apporto energetico giornaliero.

Da un punto di vista puramente quantitativo, e in teoria, tutto ciò che dobbiamo fare è calcolare il nostro apporto calorico e ridurre le quantità che mangiamo per creare un deficit calorico. Ma a meno che l'obiettivo non sia quello di creare carenze e una costante sensazione di fame, la sola riduzione della quantità non ha davvero senso.

Facciamo un semplice esempio. Un hamburger acquistato in un fast-food (250 grammi) ha un valore energetico di circa 450 Kcal. Un pasto composto da pollo (100 grammi), riso (100 grammi) e verdure cotte (100 grammi) con olio vegetale e yogurt ha quasi lo stesso valore energetico.

Gli hamburger sono una fonte importante di carboidrati semplici, che hanno un alto indice glicemico. Inoltre, contiene una quantità significativa di grassi saturi e additivi alimentari. D'altra parte, non contiene praticamente alcuna fibra alimentare ed è relativamente povero di micronutrienti.

Un piatto di pollo, riso e verdure, servito con yogurt, contiene pochissimi grassi saturi e i carboidrati presenti (in quantità minore rispetto all'hamburger) hanno un indice glicemico inferiore. Ci sono anche più fibre e micronutrienti, e solo lo yogurt può contenere alcuni additivi.

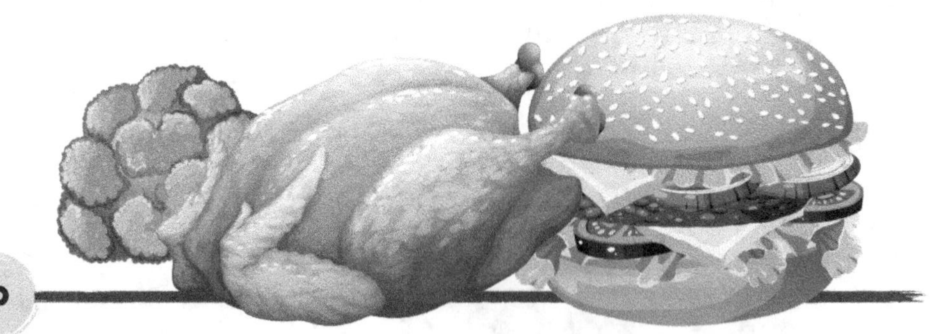

In conclusione, un hamburger e un piatto di pollo/riso/ verdure hanno lo stesso valore energetico (450 Kcal), ma non hanno affatto lo stesso valore nutrizionale.

Secondo lei, quale di questi pasti è più probabile che favorisca l'accumulo di grasso? Un hamburger o un piatto di pollo?

Facciamo un altro esempio. Una bottiglia di birra da 33 cl vale circa 140 Kcal. È lo stesso valore energetico di una banana da 150 grammi. Pensa che la birra abbia lo stesso valore nutrizionale di una banana?

I valori calorici sono importanti, ma sono solo un indicatore. In altre parole, sì, devono essere calcolati o stimati, ma non sono l'unico parametro da prendere in considerazione.

Questo ci porta all'aspetto qualitativo della nostra dieta.

A volte, se si è leggermente in sovrappeso, è sufficiente riadattare la dieta per renderla più sana per innescare la perdita di grasso.

Ad esempio, la sostituzione di alimenti troppo ricchi di carboidrati semplici con alimenti più sani può determinare un deficit calorico a parità di quantità. 100 grammi di banana valgono in media 90 Kcal, ma 100 grammi di biscotti valgono generalmente più di 500 Kcal. In conclusione, sostituire i biscotti con una banana può creare un deficit di oltre 400 Kcal.

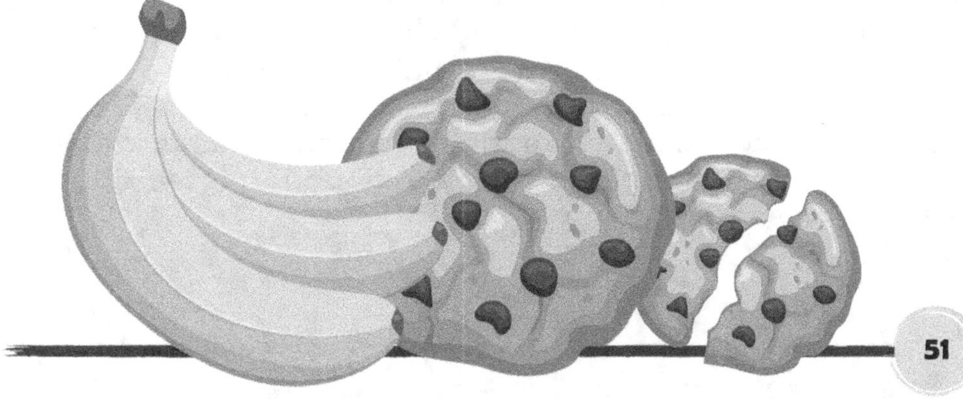

DEFICIT CALORICO

Ora che sappiamo come calcolare il nostro apporto energetico e siamo consapevoli dell'importanza della qualità del nostro cibo, vediamo come creare un deficit calorico.

Come abbiamo visto, questo deficit costringerà il nostro corpo ad attingere alle nostre riserve di grasso. Tuttavia, non si tratta di fare una cosa qualsiasi come si deve.

Se creiamo un deficit calorico troppo rapido, è probabile che il nostro corpo non reagisca molto bene. Ci sentiremo stanchi, affamati e difficili da controllare, e probabilmente saremo di cattivo umore. Questo è ciò che provoca la maggior parte delle diete da fame.

Al contrario, se il deficit calorico è insufficiente, non perderemo grasso.

Quindi procederemo per gradi.

La prima cosa da fare è creare un equilibrio tra il nostro fabbisogno energetico e il nostro dispendio energetico. In altre parole, il nostro apporto calorico deve essere uguale al nostro DET. Per farlo, dobbiamo adottare una dieta sana ed equilibrata e calcolare il nostro apporto giornaliero. Dovremo anche bilanciare le nostre porzioni di macronutrienti (vedi pagina seguente).

Questa prima fase richiederà una quantità di tempo variabile, a seconda del nostro punto di partenza. L'obiettivo è il seguente: Nella prima settimana, ridurremo il nostro apporto calorico di 200 Kcal al giorno. La seconda settimana, ridurremo l'assunzione di altre 200 Kcal, e così via fino a quando il nostro apporto energetico sarà pari al nostro DET.

Per la seconda fase, creeremo un deficit calorico. Anche in questo caso, la durata varierà a seconda della sua situazione di partenza e del suo obiettivo.

Per le prime due o tre settimane, creeremo un deficit calorico da 150 a 300 Kcal al giorno. Naturalmente, terremo sempre d'occhio la qualità dell'alimentazione.

Al termine di questo periodo, è il momento di fare un bilancio.
Se abbiamo iniziato a ottenere risultati soddisfacenti, possiamo mantenere questo deficit.
Se i risultati non sono soddisfacenti (cioè se abbiamo perso poco grasso corporeo), possiamo aumentare nuovamente il deficit di 100-200 Kcal.

Tuttavia, ci sono due punti da tenere a mente: primo, perdere peso richiede tempo. Non può aspettarsi di perdere tutto il grasso della pancia in 2 settimane. È un processo che richiede tempo e pazienza. In secondo luogo, prima di creare nuovamente un deficit calorico, la invito a leggere la sezione sull'attività fisica (che è anche un modo eccellente per creare o aumentare un deficit calorico).

Per aiutarci a tenere traccia del nostro apporto giornaliero, c'è una tabella vuota nell'appendice di questo libro.

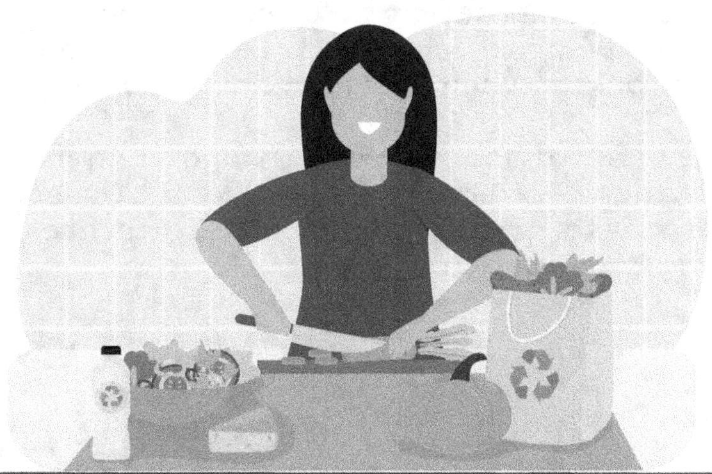

RAPPORTO DI MACRONUTRIENTI

Calcolare il giusto rapporto di macronutrienti non è facile. Occorre prendere in considerazione una moltitudine di parametri, come il sesso e l'età, ad esempio, ma anche l'obiettivo (ad esempio, la perdita di peso) e l'attività fisica. Infine, la nostra morfologia e il nostro metabolismo giocano un ruolo importante.

Deve anche sapere che non esistono formule magiche e che possiamo trovare rapporti molto diversi (ad esempio su Internet) per lo stesso obiettivo.

Per una persona che non è molto attiva fisicamente e vuole perdere peso, utilizzeremmo i seguenti rapporti:
Proteine: 30-35 %
Carboidrati: 45-50 %
Grassi: dal 15 al 20 %

Le proteine sono importanti per il mantenimento dei muscoli, quindi le incoraggeremo.

I lipidi sono importanti per il corretto funzionamento degli ormoni e delle cellule. Attenzione, però, perché questo gruppo di macronutrienti ha un apporto calorico piuttosto elevato.

I carboidrati sono la principale fonte di energia del nostro corpo. Pertanto, ci concentreremo su questo gruppo per creare un deficit calorico. Ci concentreremo anche sui carboidrati complessi e limiteremo il più possibile i carboidrati semplici (alimenti zuccherati).

In generale, per affinare questi rapporti in base alla nostra situazione, ci baseremo sul nostro obiettivo (la quantità di massa grassa che vogliamo perdere) e sulla nostra intensità di attività fisica.

Per gli sportivi, ad esempio (anche per i nuovi sportivi), è possibile aumentare il rapporto di proteine (massimo 10%) e ridurre il rapporto di carboidrati.

Ora dobbiamo convertire questi rapporti in grammi. Per farlo, prenderemo in considerazione il nostro obiettivo calorico, cioè il numero totale di calorie che dobbiamo consumare al giorno. Questo numero sarà equivalente al nostro DET se siamo nella fase di equilibrio, e inferiore al nostro DET se siamo nella fase di deficit calorico.

Ecco come si calcola, utilizzando un apporto di 1800 Kcal e i seguenti rapporti:
Proteine: 35%
Carboidrati: 45%
Grassi: 20%

Proteine: 1800 X 35% = 630 Kcal
Carboidrati: 1800 X 45% = 810 Kcal
Grassi: 1800 X 20% = 360 Kcal

In questo esempio, dovremmo consumare 630 Kcal di proteine, 810 Kcal di carboidrati e 360 Kcal di grassi.

È importante capire che dobbiamo assolutamente prendere in considerazione i macronutrienti e non il peso totale dell'alimento.

Ad esempio, una porzione da 100 grammi di salmone al vapore contiene 20 grammi di proteine (o 80 Kcal) e 13 grammi di grassi (o 117 Kcal).

Questo metodo di scomposizione dei macronutrienti è quindi relativamente accurato, ma anche piuttosto complesso.

Vediamo un altro metodo, più semplice, che è altrettanto efficace per la maggior parte di noi.

Questa è la distribuzione del cibo nel nostro piatto.

Quindi divideremo il cibo come segue:
1/4 di fonti di proteine.
1/4 di fonti di carboidrati (complessi).
1/2 verdure.

Questa è la base per la composizione del nostro pranzo e della nostra cena.

Aggiungiamo poi una varietà di alimenti, suddivisi tra colazione, spuntini e dessert: 1 o 2 latticini (di cui almeno uno fermentato, come yogurt o formaggio), frutta e fonti di grassi insaturi (mandorle, noci). Infine, cucinare con olio vegetale (oliva, girasole).

Naturalmente, questa ripartizione può essere adattata alle attività sportive.

Ad esempio, possiamo aumentare leggermente la porzione di proteine e ridurre quella di carboidrati.

Dovremmo anche cercare di non ridurre la proporzione di verdure. Possiamo anche aumentarla, se necessario. Le verdure contengono fibre e micronutrienti e sono a basso contenuto energetico. Mangiare una grande quantità di verdure la farà anche sentire più sazia.

Tuttavia, questo metodo non significa che non sia necessario calcolare l'apporto calorico per regolare le quantità consumate.

Se seguiamo questa composizione dietetica e monitoriamo il nostro apporto calorico, siamo sulla buona strada per perdere grasso corporeo.

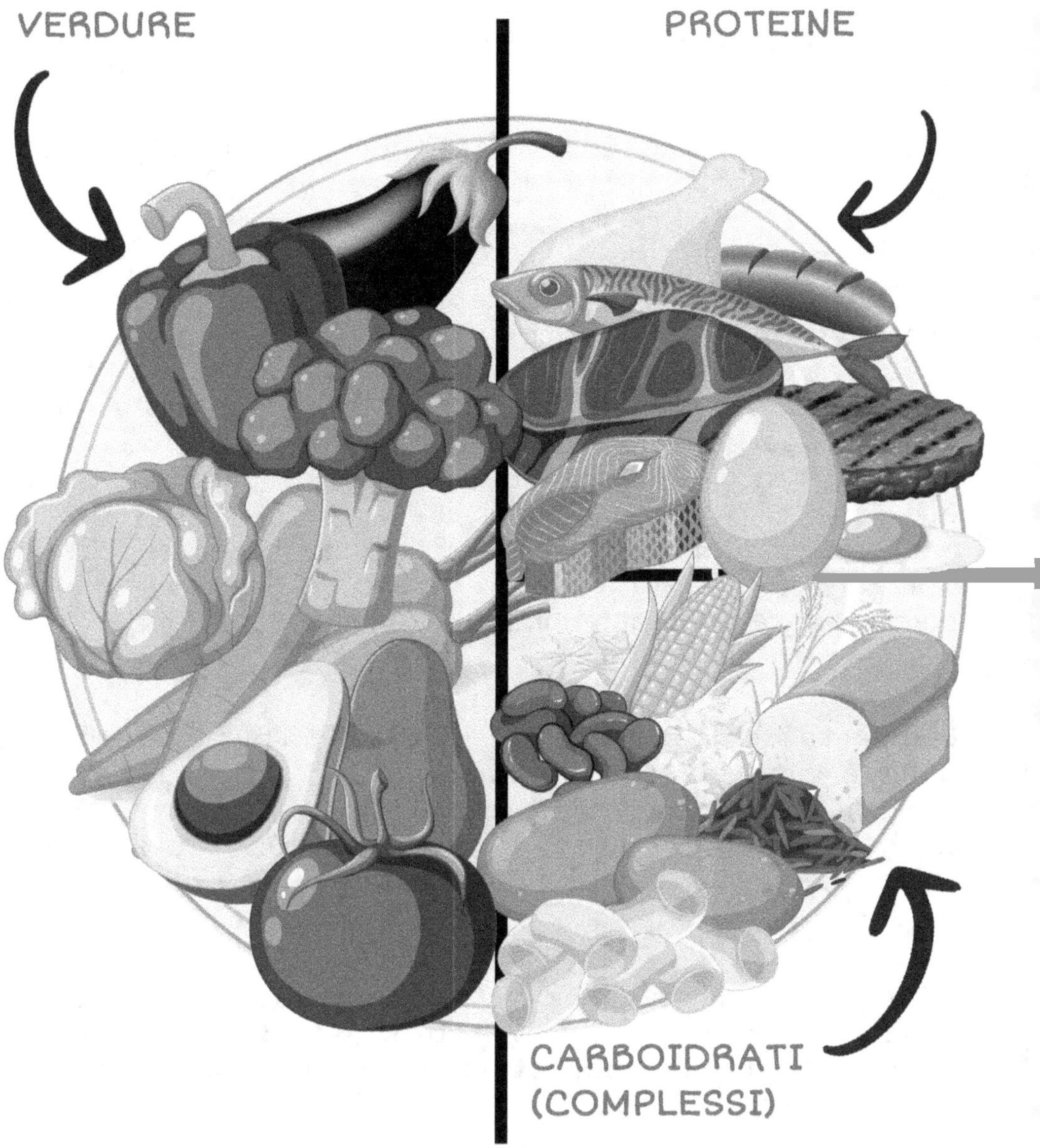

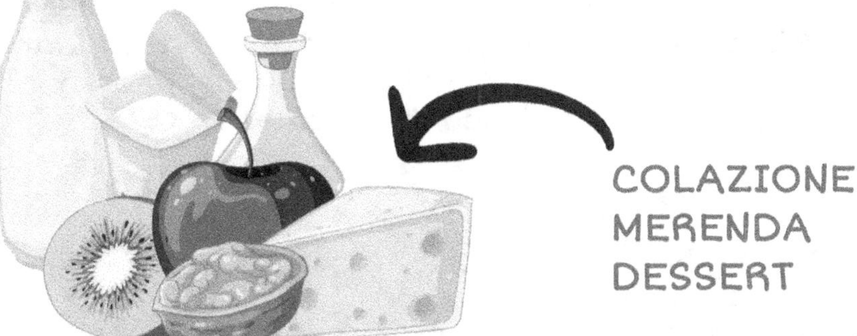

VERDURE
PROTEINE
CARBOIDRATI
(COMPLESSI)
COLAZIONE
MERENDA
DESSERT

REGOLE IMPORTANTI

Ora che sappiamo come gestire la composizione della nostra alimentazione, ecco alcune regole da seguire.

Proteine

È meglio mangiare sia proteine animali che vegetali. Le proteine animali sono più complete (aminoacidi), ma spesso contengono acidi grassi saturi. Le proteine vegetali contengono meno aminoacidi, ma anche pochi acidi grassi saturi. Quindi, dobbiamo diversificare le nostre fonti proteiche (carne, pesce, cereali, legumi, ecc.).
Per i vegetariani, le uova e i latticini contengono proteine animali adatte a questa dieta. I vegani devono diversificare il più possibile le loro fonti proteiche.

Grassi

È importante limitare i grassi saturi (carni grasse, burro, dolci e altri prodotti industriali). Privilegiare i grassi insaturi di origine vegetale. Si dovrebbero privilegiare anche le carni magre, con un contenuto di grassi inferiore al 10%.

Carboidrati

I carboidrati semplici, cioè gli alimenti zuccherati, devono essere ridotti al minimo. Ciò significa ridurre il più possibile le torte (soprattutto quelle industriali), i dolci, le bibite, ecc.

Si consiglia di privilegiare i carboidrati complessi, che hanno un indice glicemico più basso, e in particolare gli alimenti integrali come i cereali integrali o i prodotti realizzati con farina integrale. Questi alimenti contengono più fibre e favoriscono la sazietà.

Senza dimenticare...

Limitare drasticamente l'alcol, che fornisce un elevato apporto energetico e presenta rischi riconosciuti per la salute. Limiti anche le bevande zuccherate (succhi di frutta, sciroppi, bibite) e non dimentichi di includerle nei suoi rapporti di assunzione di macronutrienti e calorie.

Beva acqua a sufficienza, tra 1 e 2 litri al giorno. L'acqua idrata il nostro corpo e aiuta a regolare la temperatura. È essenziale per il corretto funzionamento del nostro corpo. Inoltre, facilita il transito intestinale.

Pianifichi i suoi pasti in anticipo per evitare di fare scelte alimentari impulsive. In questo modo potrà anche dedicare del tempo a calcolare il contenuto energetico degli alimenti.

Non dimentichi i micronutrienti, le fibre e i probiotici, mangiando verdura, frutta e latticini.

Limiti i piatti e gli alimenti elaborati, che spesso contengono additivi alimentari, oltre a quantità significative di acidi grassi saturi e zucchero. Leggere le etichette di questo tipo di prodotti la aiuterà a fare una scelta migliore.

Diversifichi i suoi menu. Questo evita una dieta monotona.

Si prenda il tempo necessario per mangiare, possibilmente senza distrazioni esterne (come la televisione, ad esempio).

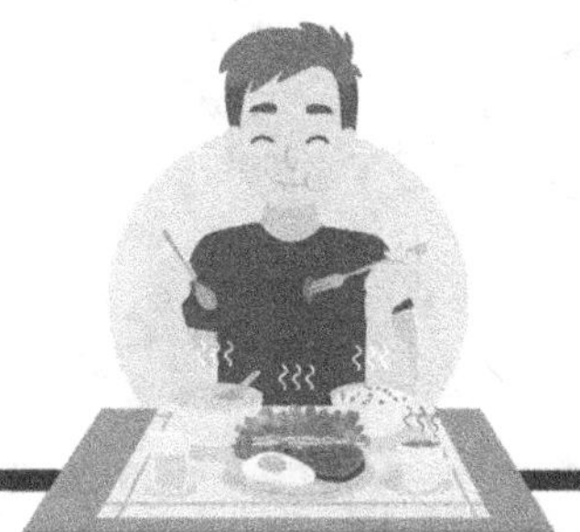

Riequilibrare la dieta richiede sempre uno sforzo. A volte il nostro cervello ci incoraggia a infrangere le regole... ma non dobbiamo cedere.

Facciamo un esempio per illustrarlo. Lo zucchero ha un effetto di dipendenza sul nostro cervello. Quando mangiamo un alimento ad alto contenuto di zucchero, il nostro corpo secerne dopamina, che alcuni scienziati chiamano "la molecola del piacere". In parole povere, il nostro cervello interpreta lo zucchero come una ricompensa. Pertanto, ritiene di aver bisogno di zucchero frequentemente. Ma il nostro corpo non ha bisogno di zucchero.
Questo è solo un esempio tra i tanti per dimostrare che ciò che desideriamo non è necessariamente ciò di cui abbiamo bisogno.

Ma è perfettamente normale sentire l'impulso di mangiare al di fuori dei pasti, di ingerire qualche pezzo di cioccolato o di desiderare una grande fetta di torta come spuntino. È normale, ma dobbiamo combattere queste voglie, che rischiano di rovinare i nostri sforzi e di avere un effetto negativo sulla nostra perdita di grasso. E non dimentichiamo di pensare al nostro obiettivo, che sarà una fonte di motivazione per combattere le nostre voglie.

Quindi la prima cosa da fare è chiedersi se abbiamo davvero fame o se è solo un capriccio del nostro cervello. Per farlo, cerchiamo di distogliere l'attenzione del nostro cervello.

Ad esempio, possiamo concentrarci sul nostro lavoro o su un programma televisivo (soprattutto non un programma di cucina!). E perché non fare una sessione di rilassamento?

Possiamo anche tenere le mani occupate (è il momento di fare un puzzle), o fare qualcosa di fisico (fare sport, tagliare il prato...).

Se questo non basta, provi a ingannare il suo cervello masticando una gomma. Per evitare che abbia l'effetto contrario, è meglio prendere una gomma da masticare al gusto di menta (eviti i gusti fruttati) senza zucchero. Un altro consiglio è quello di lavarsi i denti. Questo invia al cervello il segnale che non è più il momento di mangiare... E fa bene ai denti!

Se, dopo 10-15 minuti, abbiamo ancora un impulso incontrollabile di mangiare, possiamo provare a bere un grande bicchiere d'acqua, tè o caffè (preferibilmente con poco o niente zucchero).

Se l'impulso non scompare, probabilmente la fame è reale. Ma non è il caso di tirare fuori il pacchetto di biscotti! Possiamo mangiare una mela (50 Kcal), una zuppa di verdure (circa 100 Kcal) o un uovo sodo (75 Kcal). Questi alimenti hanno un significativo effetto saziante.

Se sentiamo spesso la fame al di fuori dei pasti, probabilmente dovremo riadattare le quantità di cibo, senza aumentare l'apporto energetico.

Per farlo, possiamo aumentare la porzione di verdure e aumentare la proporzione di alimenti integrali nell'assunzione di carboidrati.

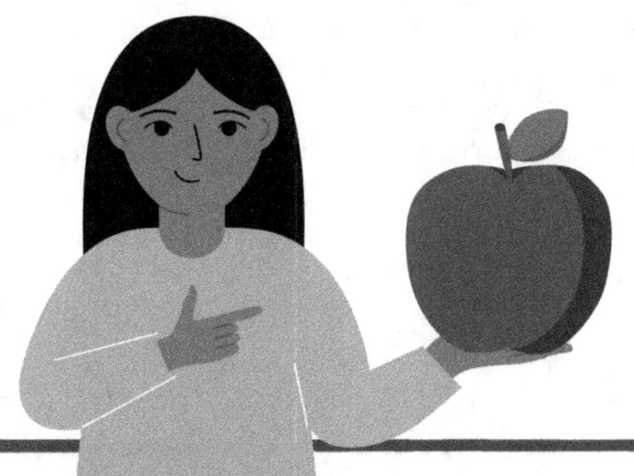

CHEAT MEALS

I "cheat meals" sono pasti in cui ci concediamo alcuni piaceri e peccati di gola. Dovrebbero essere considerati come una valvola di sfogo, un momento in cui possiamo concederci un piacere gustoso senza preoccuparci troppo dell'apporto energetico.

Ma attenzione, un "cheat meal" deve rispettare alcune regole per non rovinare i nostri sforzi dietetici.

- Si tratta di un pasto o di uno spuntino unico. Non dovremmo mai consumare più di un pasto "cheat meal" alla settimana.

- Deve essere programmato. Non possiamo decidere di fare un "cheat meal" solo perché abbiamo notato una torta superba nella vetrina di un negozio.

- Deve essere controllato. Anche se superiamo il nostro apporto calorico e non rispettiamo i nostri rapporti macronutrienti, questo non è un motivo per fare qualunque cosa.

- Non è obbligatorio. Se abbiamo programmato un cheat meal per stasera, ma non ne abbiamo voglia, va bene! Ne faremo uno tra qualche giorno.

Infine, anche in questo caso, non siamo tutti uguali quando si tratta di queste deviazioni alimentari. Quindi è importante essere consapevoli delle ripercussioni.

Le regole del "cheat meal" si applicano anche ai piccoli piaceri che possiamo concederci con maggiore regolarità.

È perfettamente possibile, ad esempio, mangiare un po' di cioccolato ogni giorno, a condizione di essere ragionevoli sia sulla quantità che sulla qualità. Dovrebbe preferibilmente scegliere un cioccolato fondente con un contenuto di zucchero ragionevole.

Naturalmente, deve tenere conto del contenuto di calorie nel suo totale giornaliero ed evitare l'accumulo di alcuni nutrienti.

Il cioccolato, ad esempio, contiene zucchero. Dovrebbe quindi evitare qualsiasi altro alimento con troppi zuccheri durante il giorno.

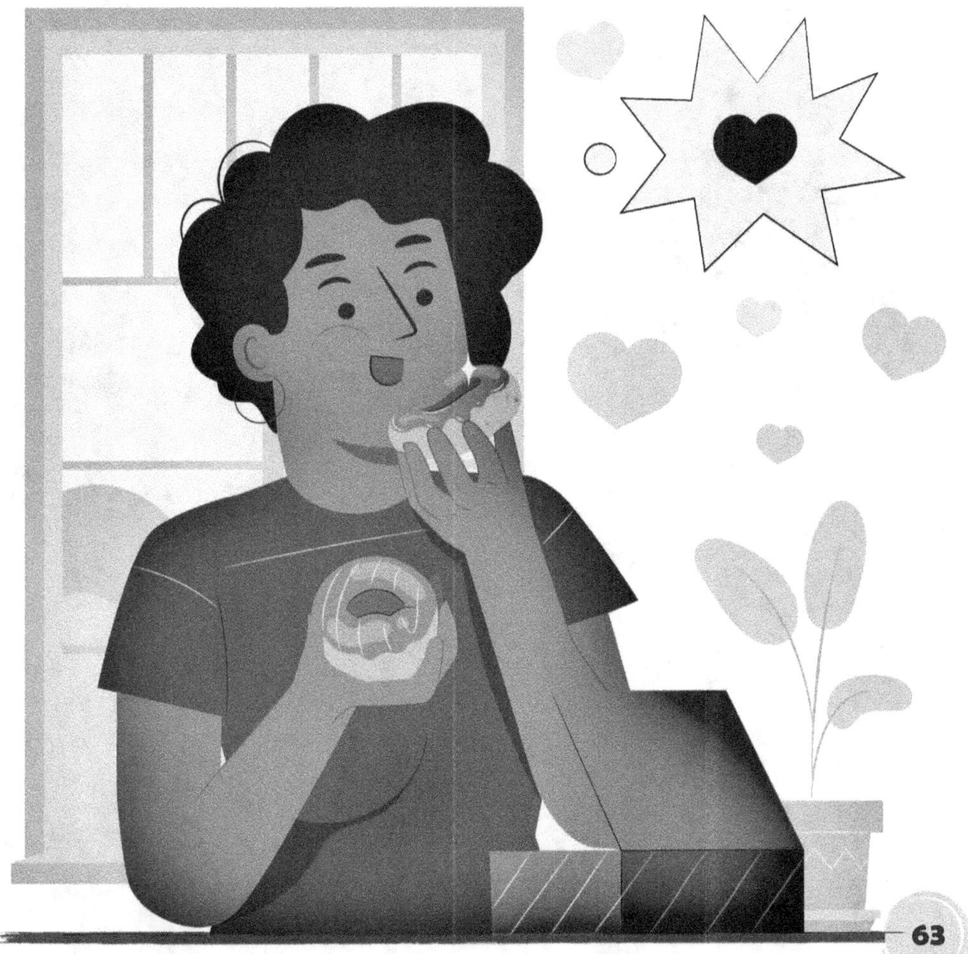

ATTIVITÀ FISICA

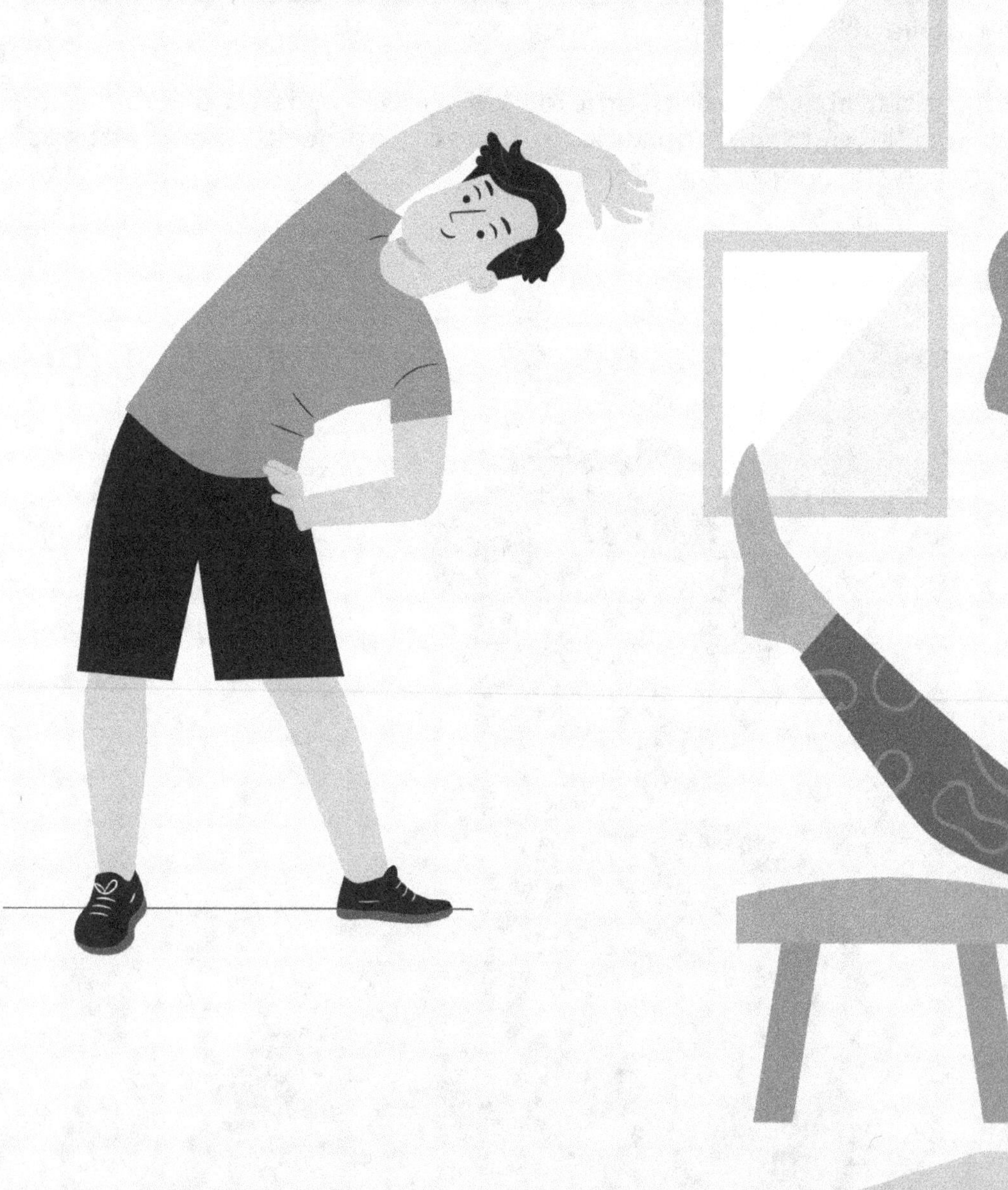

Come la nostra dieta, l'attività fisica ha un impatto importante sulla nostra salute.

In questa sezione, esamineremo vari esercizi che possiamo fare per tonificare i muscoli addominali e correggere la nostra postura. Analizzeremo anche l'attività fisica dal punto di vista del dispendio energetico e capiremo l'impatto del sonno e dello stress sull'accumulo di grasso.

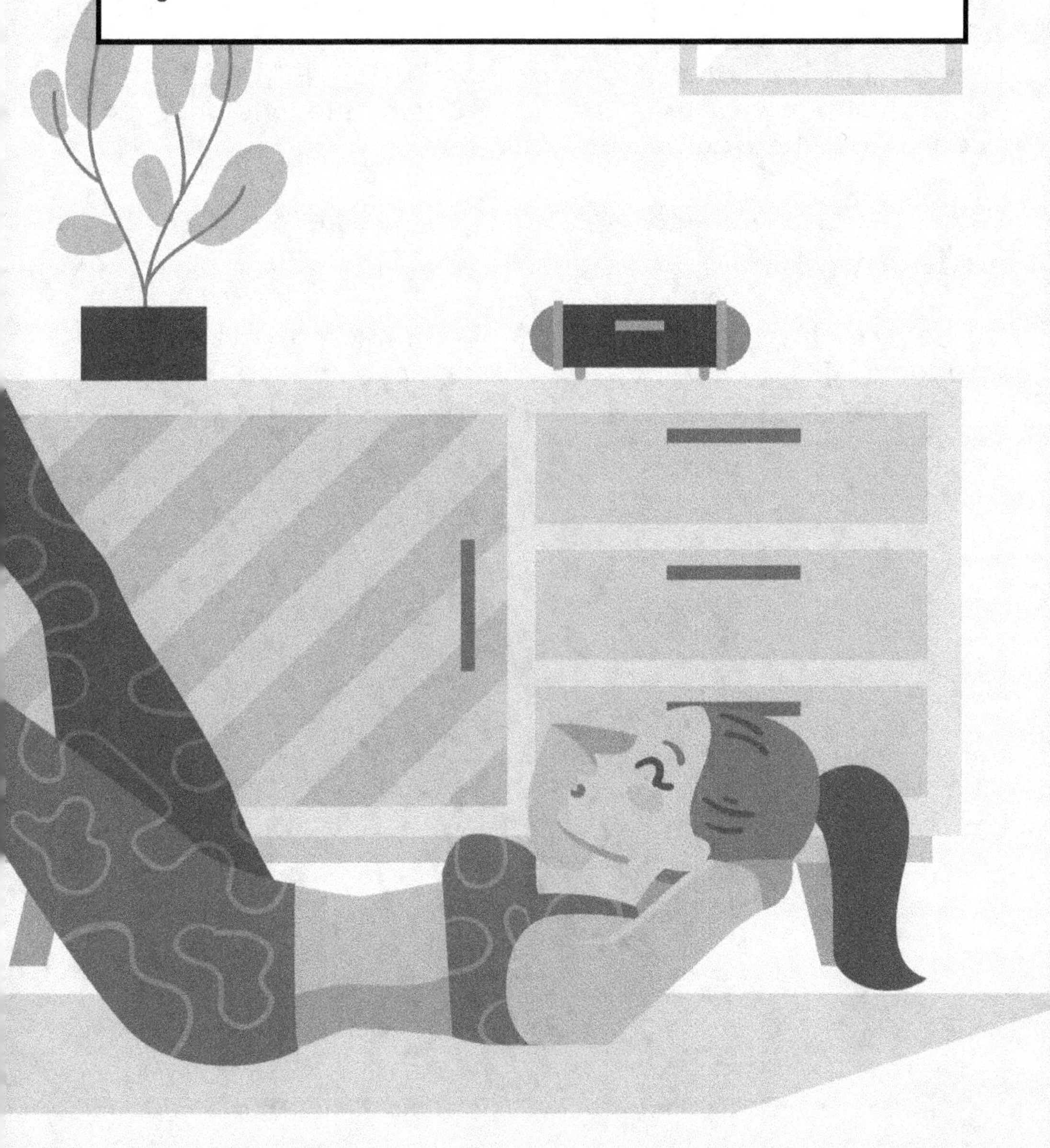

I MUSCOLI ADDOMINALI

I muscoli addominali sono un gruppo muscolare molto importante.

Naturalmente, la prima cosa a cui pensiamo è l'estetica. Molti di noi sognano di avere muscoli addominali visibili (il famoso six-pack).

Ma è importante capire che il ruolo degli addominali va ben oltre l'estetica, in quanto contribuiscono in modo determinante alla nostra postura... E una cattiva postura può far sì che la pancia sia visibile, come vedremo nelle pagine seguenti.

Ma iniziamo a vedere i diversi muscoli addominali.

Il nostro cinto addominale (così chiamiamo tutti i muscoli addominali) è composto da diversi muscoli: il retto addominale, gli obliqui esterni, gli obliqui interni e il trasverso.

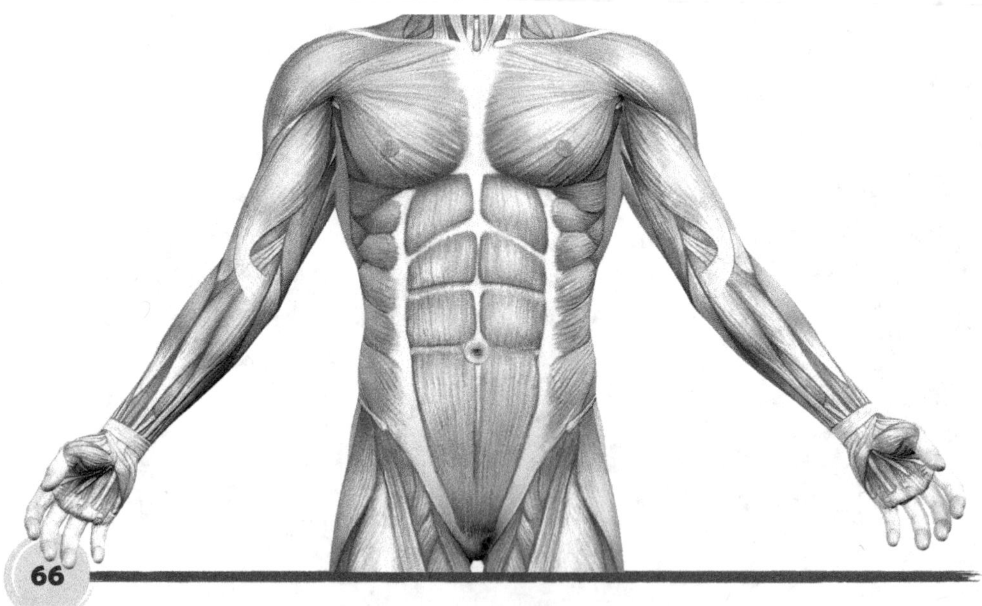

1. **Il retto addominale:** Questo è il muscolo più evidente, situato nella parte anteriore dell'addome. La sua funzione principale è quella di inclinare il tronco in avanti.
2. **Gli obliqui esterni:** sono muscoli superficiali situati ai lati dell'addome. Permettono al tronco di inclinarsi e ruotare.
3. **Gli obliqui interni:** questi muscoli sono posizionati lateralmente, sotto gli obliqui esterni, e permettono al tronco di flettersi e ruotare.
4. **Il trasverso:** questo muscolo profondo agisce come un corsetto per trattenere i visceri nella cavità addominale. È il muscolo più importante per ottenere un ventre piatto.

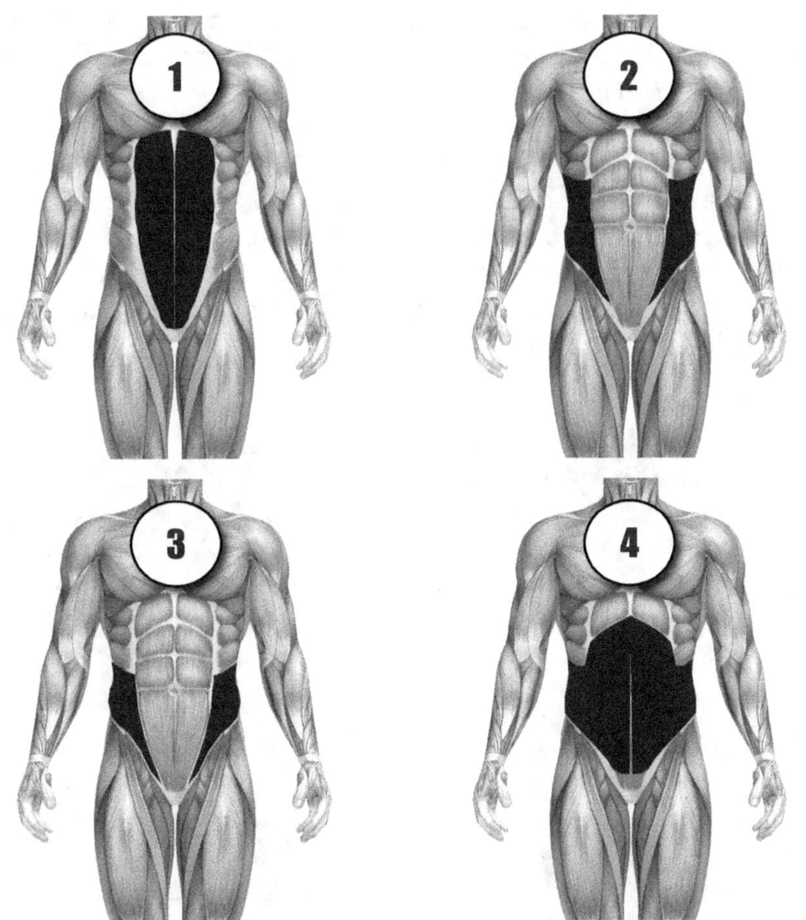

LA POSTURA DELLA SCHIENA

Come abbiamo appena visto, la perdita di grasso addominale non è sufficiente per ottenere un ventre piatto. I nostri visceri esercitano una pressione sulla parete addominale e se i nostri muscoli non sono abbastanza tonici, non riescono a contrastare questa pressione. In questo caso, la pancia diventa molle e rotonda.

Anche la nostra postura generale ha un impatto importante sul rilassamento dei muscoli della pancia. Questo vale anche nell'altra direzione: Il rilassamento muscolare dello stomaco avrà un impatto sulla nostra postura generale.

Per quanto ci riguarda, ci occuperemo della curvatura anomala della colonna vertebrale (a parte, ovviamente, qualsiasi malformazione o patologia che richieda un trattamento medico).

Esistono due tipi principali di curvatura:

1. Un'accentuazione della curvatura della parte bassa della schiena, nota come iperlordosi lombare.
2. Un'accentuazione della curvatura della parte superiore della schiena (tra lescapole), nota come ipercifosi toracica.

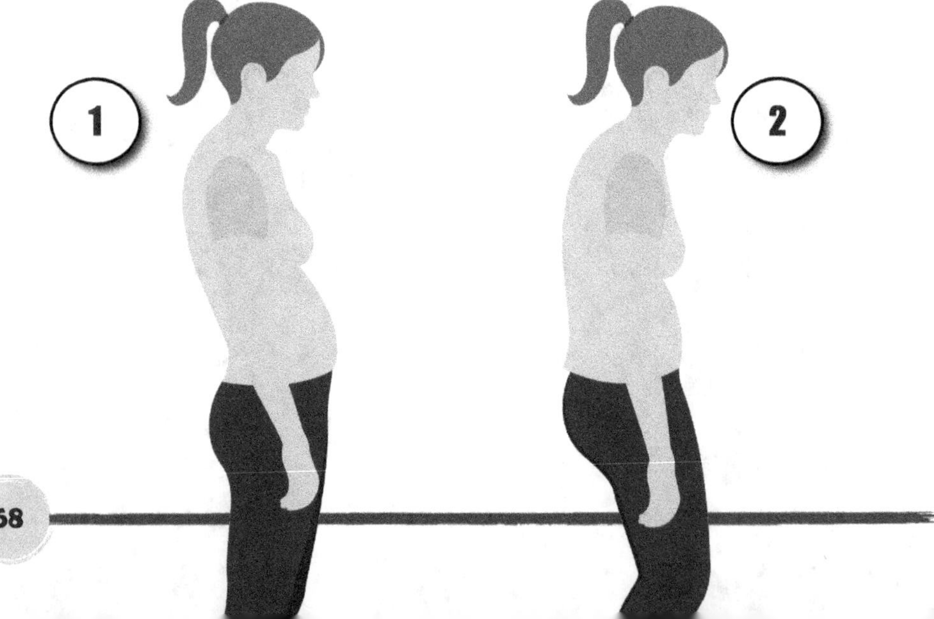

Come possiamo vedere, questi problemi di postura tendono a far risaltare la pancia.

Naturalmente, tonificare i muscoli addominali avrà un effetto benefico sulla nostra postura, ma non è sufficiente.

Dobbiamo anche rafforzare i muscoli della schiena, poiché anch'essi svolgono un ruolo molto importante nel mantenimento di una buona postura.

Ci concentreremo sui muscoli profondi che sostengono la colonna vertebrale.

Ma prima di fare qualsiasi altra cosa, cominciamo con l'adottare alcune buone abitudini di postura.

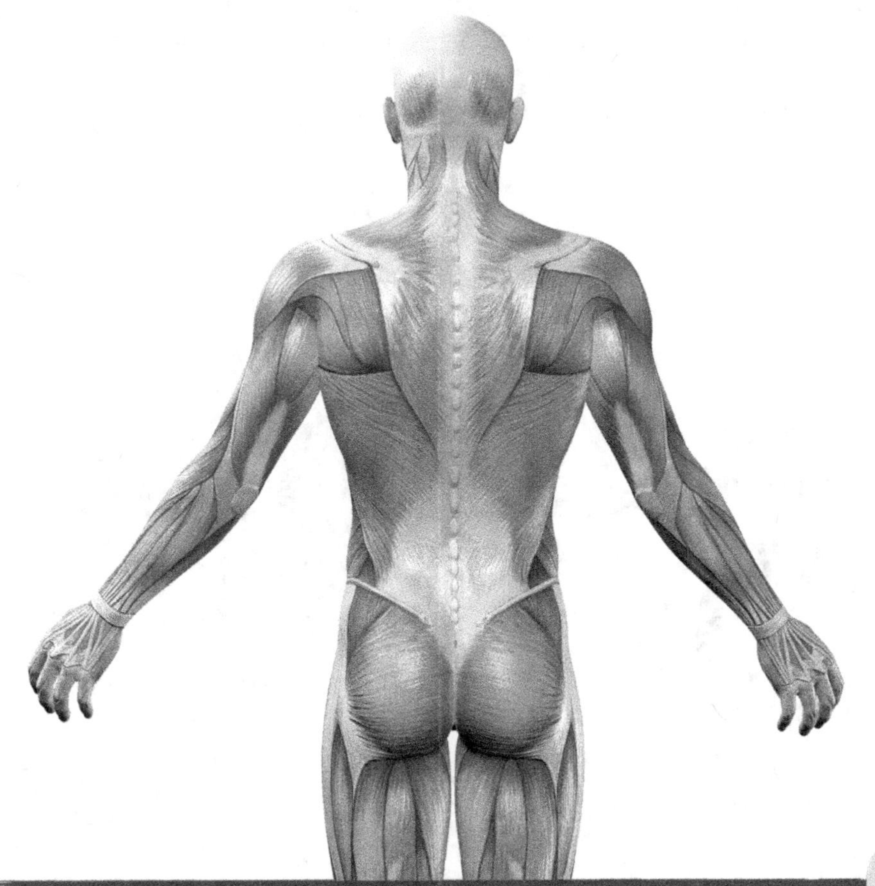

Molto spesso, sono le nostre cattive abitudini quotidiane che portano a una cattiva postura.

Ad esempio, troppo spesso ci sediamo ingobbiti davanti al computer. Questo accade anche quando guardiamo il telefono per ore e ore.

Per le donne, le scarpe con il tacco alto tendono a scavare nella parte bassa della schiena.

Quindi la prima cosa da fare per migliorare la nostra postura è cambiare le nostre abitudini:

- Stare in piedi e seduti dritti. Tenga le spalle indietro e la testa eretta (per evitare di chinarsi).

- Indossi scarpe senza tacchi il più spesso possibile.

- Bilanciare il peso. In piedi, questo significa distribuire il peso in modo uniforme su entrambe le gambe. Quando è seduto, eviti di incrociare le gambe e non si inclini a destra o a sinistra.

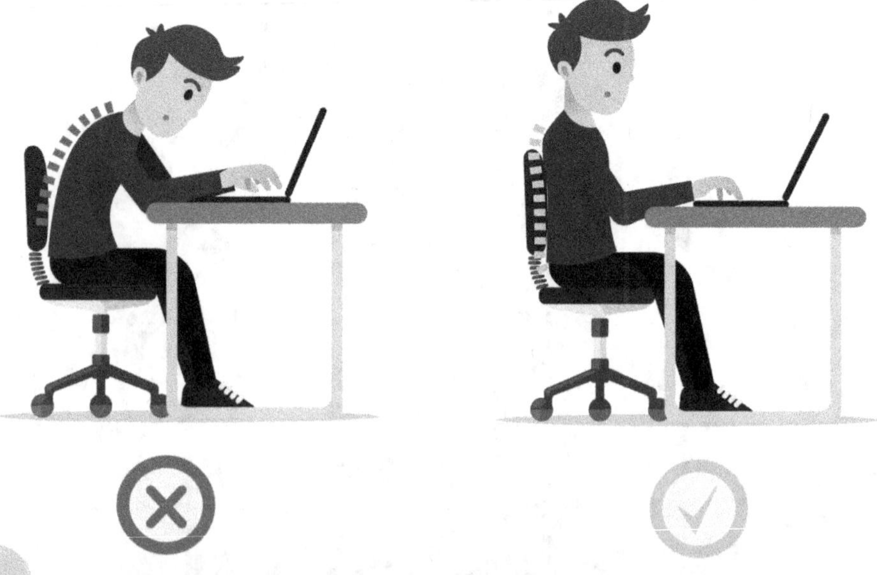

Va notato anche che una cattiva postura può avere conseguenze sulla nostra salute e può causare, tra le altre cose:

- Mal di testa.
- Dolori alla parte bassa della schiena, alla schiena o al collo.
- Riduzione della capacità polmonare.
- Problemi digestivi.
- Circolazione sanguigna compromessa.

Naturalmente, non tutti hanno problemi di postura. Alcuni di noi possono avere una postura esemplare. Tuttavia, stiamo cercando di ottenere un ventre piatto, quindi dobbiamo fare degli esercizi per tonificare i muscoli addominali.

I muscoli della schiena sono antagonisti dei muscoli addominali e viceversa.
Ciò significa che quando i nostri muscoli addominali si contraggono, i muscoli dorsali (muscoli antagonisti) si allungano. Al contrario, quando i muscoli dorsali si contraggono, i muscoli addominali diventano antagonisti e si allungano a loro volta.

Per evitare di creare uno squilibrio, deve tonificare sia i muscoli addominali che quelli dorsali.

È ora di indossare il nostro abbigliamento sportivo!

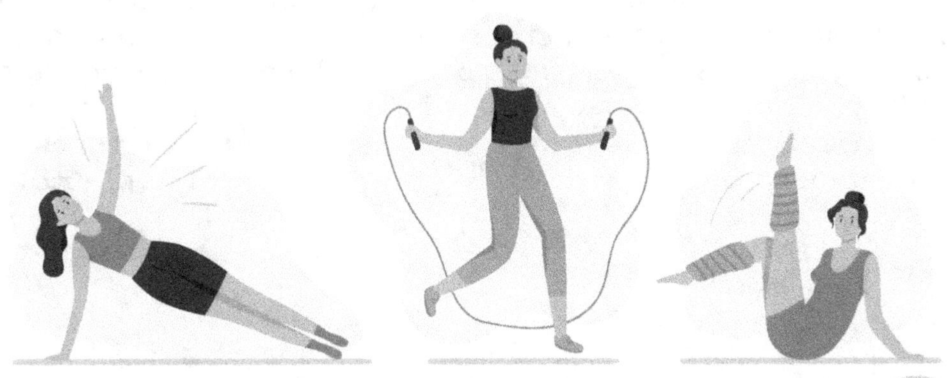

TONIFICARE LA PANCIA E LA SCHIENA

Esiste una moltitudine di esercizi per costruire e tonificare i muscoli addominali e dorsali.

Ne vedremo alcuni nelle pagine seguenti. Si tratta di esercizi semplici e di base che chiunque può fare. Non è necessaria alcuna attrezzatura, a parte un tappetino da palestra o un tappetino da yoga.

È possibile creare sessioni più complete, ad esempio con attrezzature (pesi, elastici) o con altri esercizi. In questo caso, Internet è suo amico! Esiste un gran numero di siti con video didattici molto ben fatti.

Questa sezione si rivolge principalmente alle persone che non svolgono alcuna (o pochissima) attività fisica e che non hanno tono addominale. Tuttavia, coloro che già praticano una qualche forma di sport potranno trovare informazioni che li aiuteranno a migliorare il loro allenamento o a integrare le loro sessioni.

Gli esercizi sono classificati in 5 categorie: il muscolo trasverso, gli obliqui, il grande retto (retto addominale), gli stiramenti della schiena e i muscoli dorsali.

Come promemoria, lavorare sui muscoli addominali aiuterà a tonificare il girovita. Ci concentreremo sull'addome trasverso, che svolge un ruolo fondamentale nel mantenimento di una pancia piatta. Questo avrà l'effetto di sostenere meglio i nostri visceri, ridurre la circonferenza dello stomaco e quindi aiutarci a raggiungere il nostro obiettivo finale (un ventre piatto).

Il lavoro sui muscoli della schiena avrà un effetto complementare, aiutando a mantenere il corpo in una posizione migliore e a migliorare la postura.

Per ottenere risultati efficaci, faremo almeno tre esercizi per l'addome trasversale, un esercizio per gli obliqui, un esercizio per il retto addominale e un esercizio per i muscoli della schiena. Infine, le consiglio anche di fare un esercizio di stretching per la schiena, soprattutto se ha problemi posturali o tensioni alla schiena.

Idealmente, faremo una serie di esercizi. Faremo una serie di esercizi, uno dopo l'altro, e poi riposeremo per 2 o 3 minuti. Poi faremo una seconda serie, seguita da una terza (sempre con un riposo tra ogni serie).

Per alcuni esercizi, dobbiamo mantenere una posizione il più a lungo possibile. L'ideale sarebbe tra 1 e 2 minuti, ma per i principianti 30 secondi sono un buon obiettivo.

Una sessione dura circa 20-30 minuti. Faremo almeno una sessione ogni due giorni e, se possibile, una sessione al giorno.

Per i principianti, seguiremo queste linee guida:
- Indossare sempre un abbigliamento adeguato (ad esempio, abbigliamento sportivo).
- Eseguire gli esercizi in un luogo tranquillo e temperato.
- Effettui movimenti controllati, senza fretta.
- Non mangi meno di un'ora prima dell'allenamento.
- Si mantenga regolarmente idratato, senza eccessi.

IL TRAVERSO

PLANK

Si posizioni come mostrato, con i gomiti sul pavimento. Metta al centro i muscoli addominali e mantenga la schiena dritta. Mantenga questa posizione il più a lungo possibile.

Se le spalle sono tese, esegua questo esercizio con le mani sul pavimento e le braccia dritte.

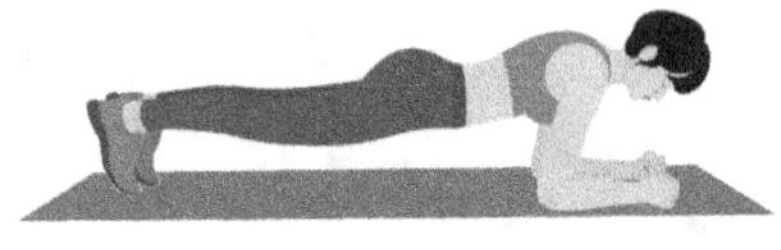

PLANK LATERALE

Si sdrai sul fianco, appoggiandosi sul gomito. Il gomito opposto è rivolto verso il cielo. Sollevi i fianchi. Il suo corpo deve essere dritto (testa, fianchi e piedi in linea). Mantenga la posizione e poi cambi lato.
È importante mantenere la posizione per la stessa quantità di tempo su ciascun lato.

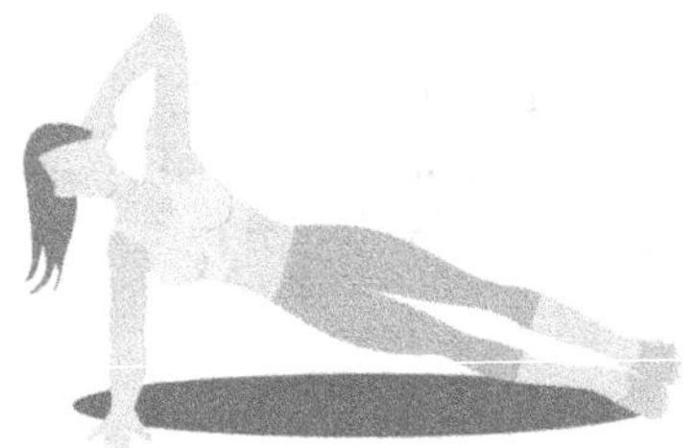

SOLLEVAMENTI DELLE GAMBE

Si sdrai sulla schiena con le braccia lungo i fianchi. Contragga i muscoli addominali e sollevi lentamente le gambe il più in alto possibile, mantenendole dritte. Le abbassi delicatamente, mantenendo i muscoli addominali contratti. Esegua il maggior numero di ripetizioni possibili.

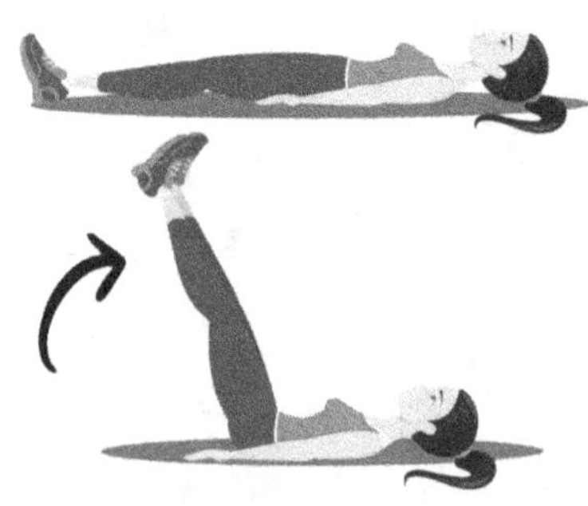

PLANK SULLA SEDIA

Si sieda su una sedia, appoggiandosi leggermente allo schienale. La sua schiena deve essere dritta e appoggiata allo schienale. Posizioni le mani come mostrato nell'immagine.
Contragga i muscoli addominali e raddrizzi le gambe in posizione orizzontale. Mantenga la posizione il più a lungo possibile.

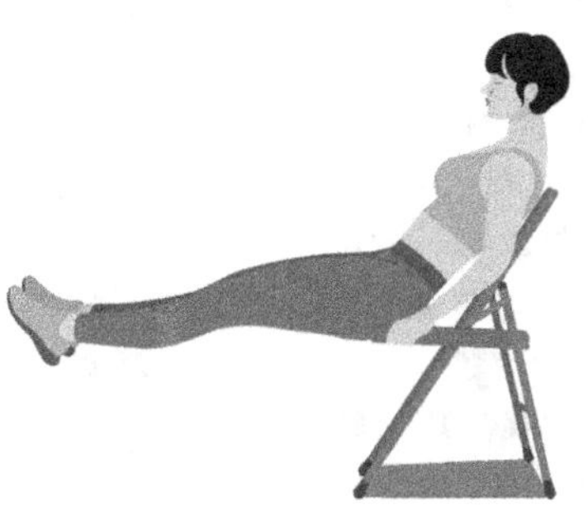

LE FORBICI

Si sdrai sulla schiena con le braccia lungo i fianchi e la testa leggermente sollevata. Mantenga le gambe dritte durante l'esercizio. Contragga i muscoli addominali e sollevi i piedi dal pavimento. Sollevi una gamba a circa 35° (come mostrato nell'immagine) e poi la abbassi mentre solleva l'altra gamba. Mantenga un ritmo costante ed esegua il maggior numero possibile di ripetizioni.

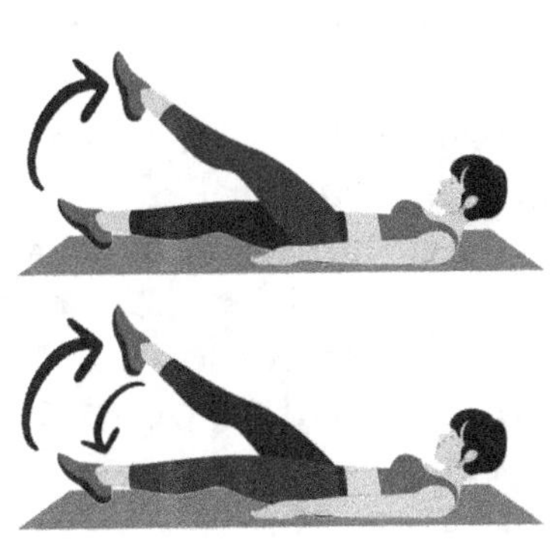

STOMACH VACUUM

Si sdrai sulla schiena ed espiri completamente, contraendo i muscoli addominali. Trattenga il respiro e tiri la pancia in dentro fino a dove può arrivare, come se volesse che l'ombelico toccasse la colonna vertebrale. Mantenga la contrazione per alcuni secondi, poi si rilassi. Ripeta l'esercizio almeno 10 volte.

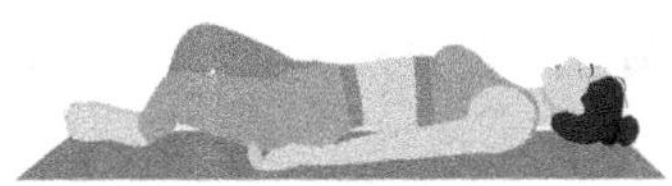

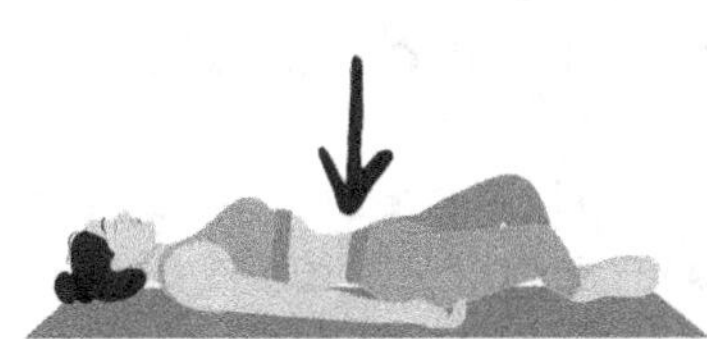

GLI OBLIQUI

PLANK LATERALI CON ROTAZIONE

Si metta in posizione di plank laterale. Poi abbassi il gomito verso la mano (a terra), incurvando il busto. Ritorni alla posizione iniziale e ripeta il maggior numero di volte possibile. Cambi lato ed esegua lo stesso numero di ripetizioni.

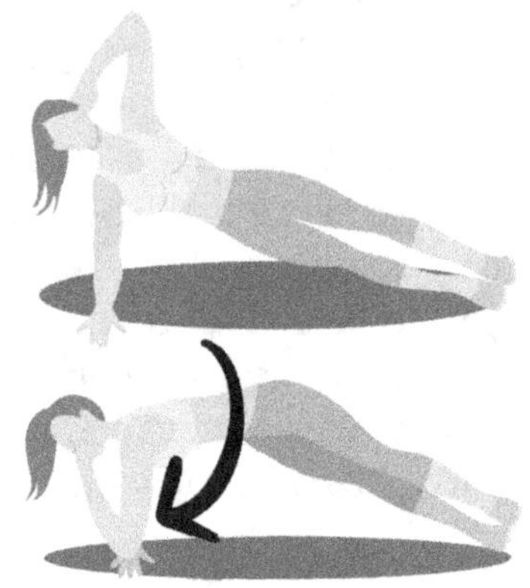

CRUNCH OBLIQUI

Si sdrai sulla schiena con le mani all'altezza delle orecchie. Sollevi i talloni leggermente dal pavimento. Sollevi la parte superiore della schiena e porti una delle ginocchia verso il petto, ruotando in modo che il ginocchio e il gomito opposti si tocchino. Ritorni alla posizione iniziale e alterni i movimenti (ginocchio sinistro/gomito destro e viceversa).

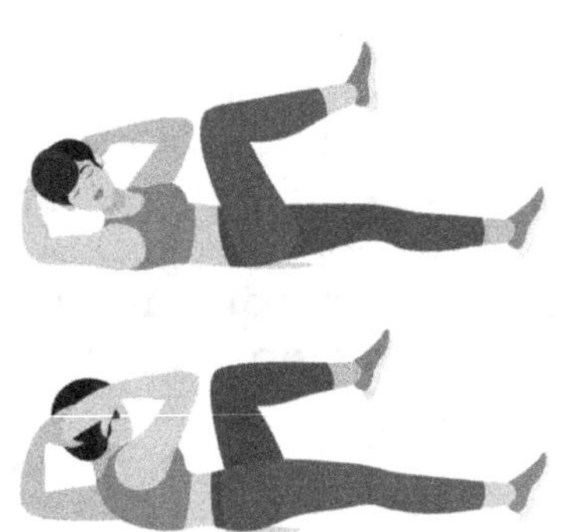

CROSS MOUNTAIN CLIMBER

Si metta in posizione plank, appoggiandosi sulle mani con le gambe dritte. Porti il ginocchio destro verso il gomito sinistro, poi torni alla posizione iniziale. Poi porti il ginocchio sinistro verso il gomito destro. Esegua il maggior numero possibile di ripetizioni, mantenendo un ritmo costante.

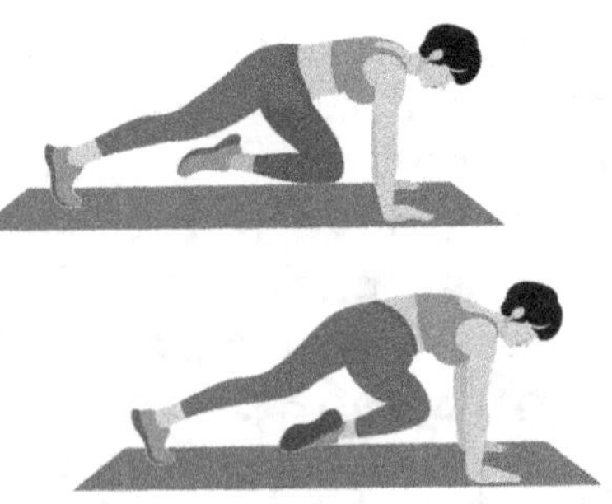

TWIST PLANK

Si metta in posizione plank, appoggiandosi sui gomiti. Metta al centro i muscoli addominali e mantenga la schiena dritta. Ruota lentamente i fianchi su un lato, poi sull'altro e così via.
Esegua il maggior numero di ripetizioni possibili.

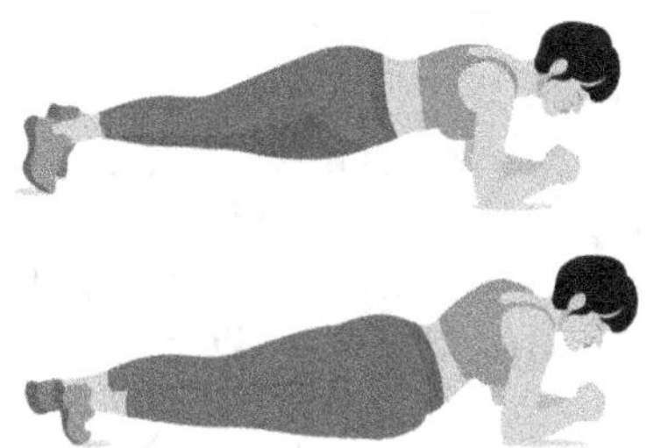

RUSSIAN TWIST

Si sieda sul pavimento e inclini la schiena leggermente all'indietro. Allunghi le braccia in avanti, unisca le mani e sollevi leggermente i piedi. Ruota il busto in modo che le mani passino da un lato all'altro delle ginocchia. Ripeta il più a lungo possibile. Se l'esercizio è troppo difficile, appoggi i piedi sul pavimento.

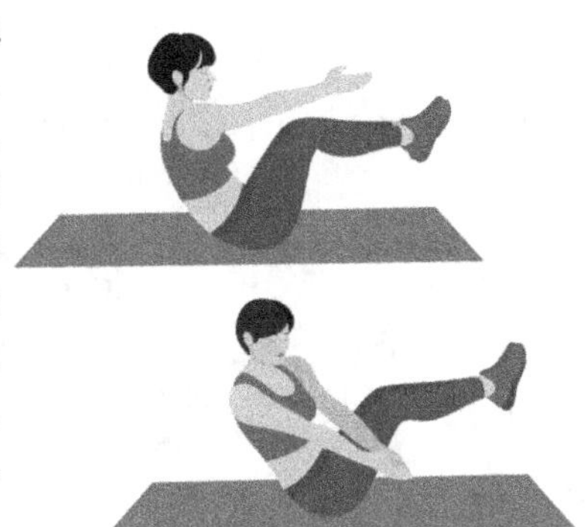

TOCCO ALLA CAVIGLIA

Si sdrai sulla schiena, pieghi le gambe e sollevi leggermente il busto da terra. Allunghi le braccia verso le caviglie, poi inclini il busto verso destra per toccare la caviglia destra. Ritorni alla posizione iniziale, poi faccia lo stesso dall'altro lato e così via. Esegua il maggior numero di ripetizioni possibile.

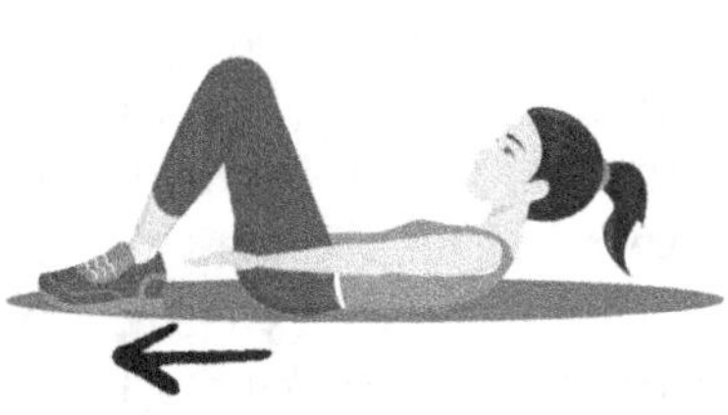

CRUNCH

Si sdrai sulla schiena con le gambe piegate e i piedi sul pavimento. Metta le mani all'altezza delle orecchie e sollevi il busto dal pavimento. Ritorni alla posizione iniziale e ripeta il maggior numero di volte possibile.

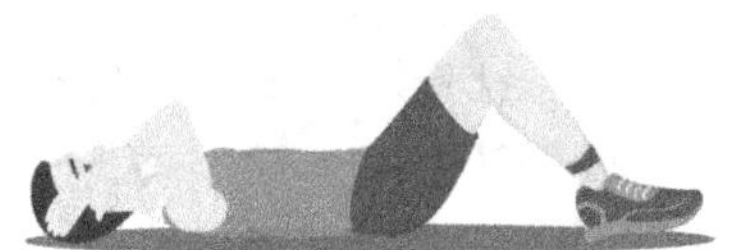

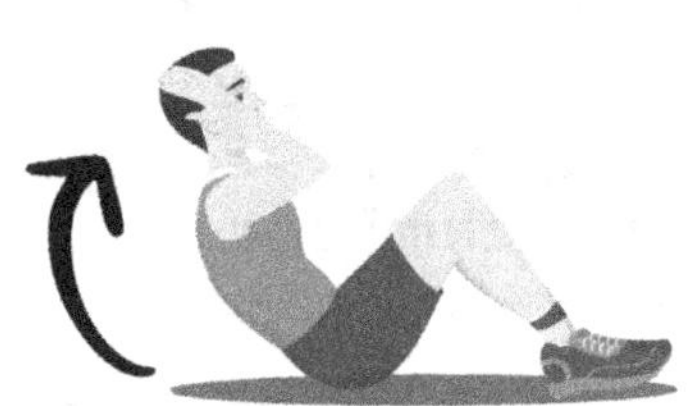

CRUNCH PIEDI SOLLEVATI

Questa è una variante dell'esercizio precedente.

La posizione di partenza è identica. Poi sollevi i piedi dal pavimento e porti le ginocchia leggermente verso il petto ogni volta che solleva il petto. Esegua il maggior numero di ripetizioni possibili.

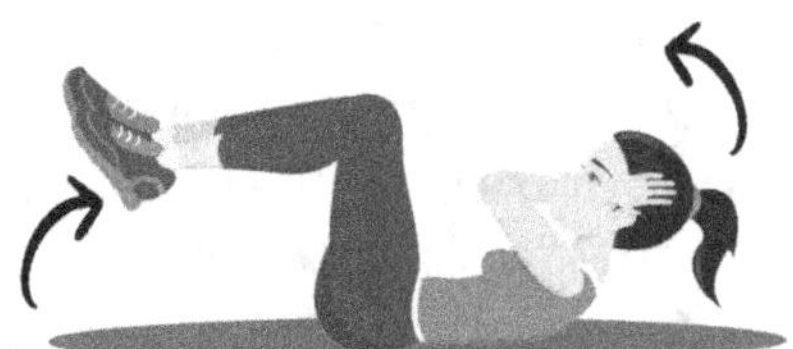

CRUNCH INVERSO

Si sdrai sulla schiena e sollevi i piedi dal pavimento, piegando le gambe a 90°. Posizioni le braccia ai lati. Porti le ginocchia verso il viso, contraendo i muscoli addominali. Faccia attenzione a non aiutarsi troppo con le braccia. Ritorni alla posizione iniziale e ripeta il maggior numero di volte possibile.

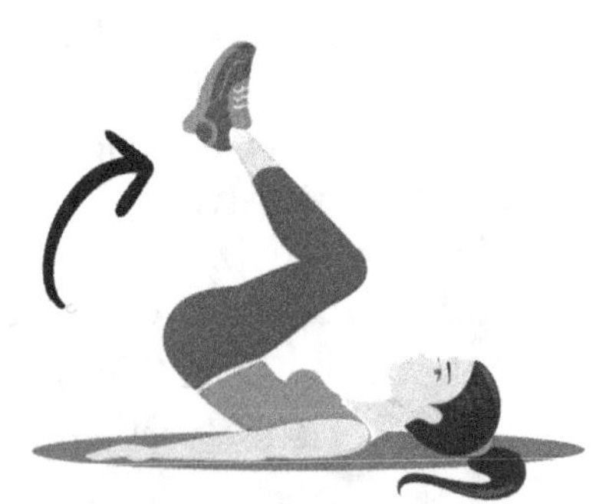

JACK KNIFE

Si sdrai sulla schiena, gambe dritte, braccia tese dietro la testa e mani giunte.
Contragga i muscoli addominali e contemporaneamente sollevi le braccia e le gambe, mantenendole dritte. Mantenga la posizione per 2 o 3 secondi e torni alla posizione iniziale. Ripeta il movimento almeno 10 volte.

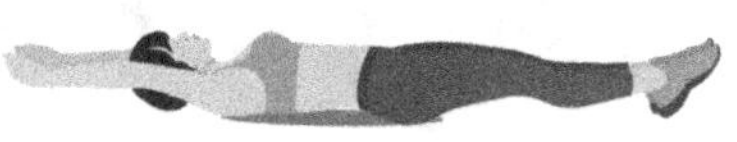

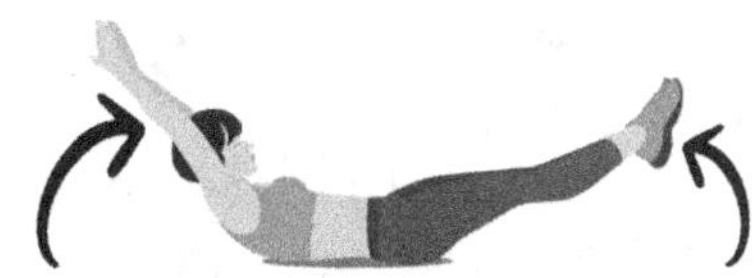

STIRAMENTI DELLA SCHIENA

LA MUCCA E IL GATTO

Questo esercizio deriva dallo yoga. Si metta a quattro zampe. Inspirando, inarca la schiena e solleva la testa verso l'alto. Espiri, inclinando il bacino verso il basso e arrotondando la colonna vertebrale. Porti il mento verso il petto e tiri il ventre in dentro. Ripeta almeno 10 volte.

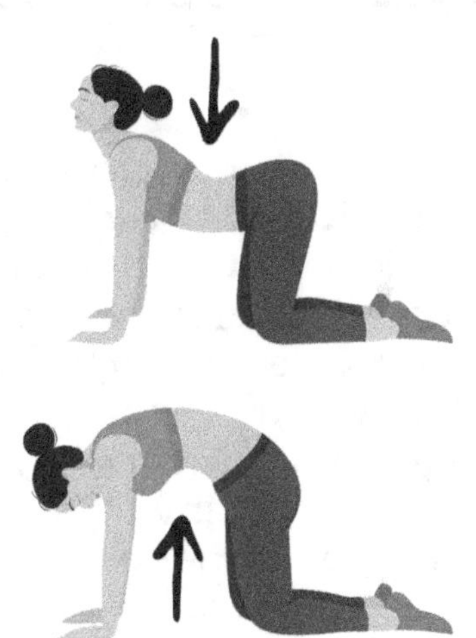

LA SFINGE E IL COBRA

Un altro esercizio di yoga. Per la sfinge: si sdrai a pancia in giù. Posizioni i gomiti sotto le spalle e unisca le gambe. Inspiri, sollevando leggermente la parte superiore del corpo, ed espiri, rilasciando delicatamente.
Può anche passare alla posizione del cobra: durante l'inspirazione, raddrizzi le braccia, quindi appoggi i gomiti sul pavimento durante l'espirazione.

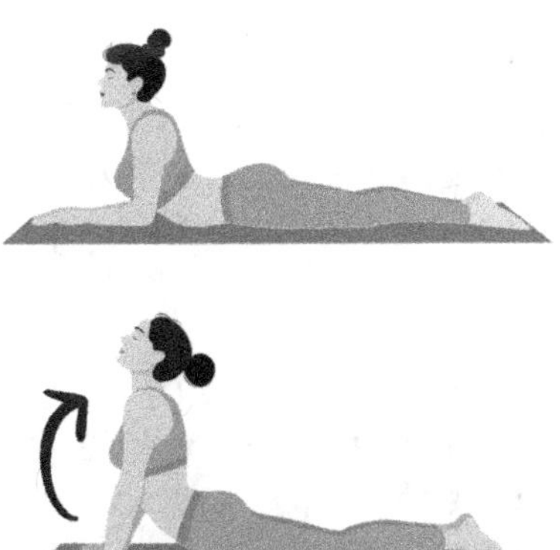

LA SCHIENA

SUPERMAN

Si sdrai a pancia in giù. Stringa le gambe tra loro. Allunghi le braccia davanti a sé.

Sollevi le gambe e le braccia dal pavimento e tenga premuto per alcuni secondi. Rilasci e ripeta il movimento.

Esegua almeno 10 ripetizioni.

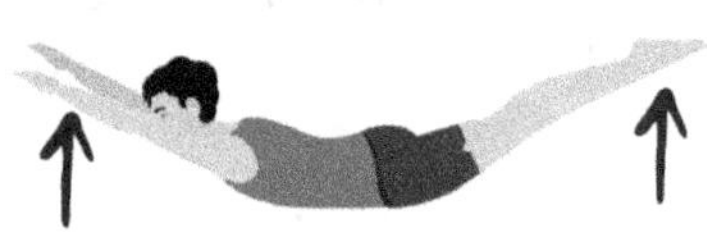

IL NUOTATORE

Si sdrai a pancia in giù. Allunghi le braccia in avanti e divarichi leggermente le gambe. Sollevi la testa e sollevi leggermente le braccia e le gambe dal pavimento. Sollevi un braccio e la gamba opposta. Ritorni alla posizione iniziale e inverta il movimento. Esegua almeno 10 ripetizioni su ciascun lato.

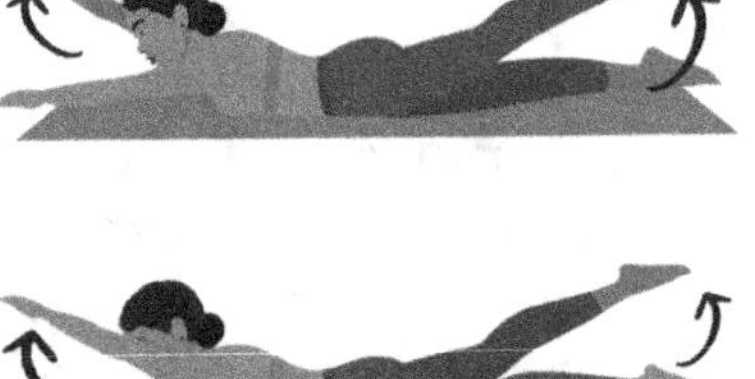

HIP TRUST

Si sdrai sulla schiena con le braccia lungo i fianchi e le gambe piegate. Contragga i muscoli addominali e sollevi i fianchi dal pavimento, spingendo leggermente sui talloni. Mantenga la posizione per 2 o 3 secondi e rilasci. Esegua almeno 10 ripetizioni.

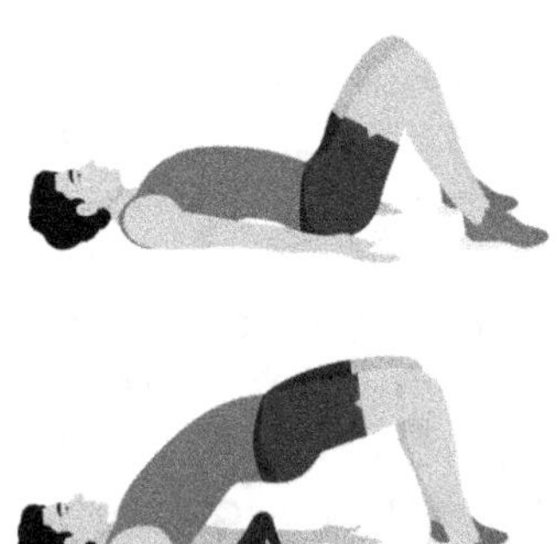

SQUATS

Si metta in piedi con i piedi alla larghezza delle spalle. Metta al centro i muscoli addominali. Si abbassi lentamente, con le braccia in fuori, piegando il busto e mantenendo la schiena dritta. Risalire lentamente, iniziando a sollevare il busto.
Esegua almeno 10 ripetizioni.

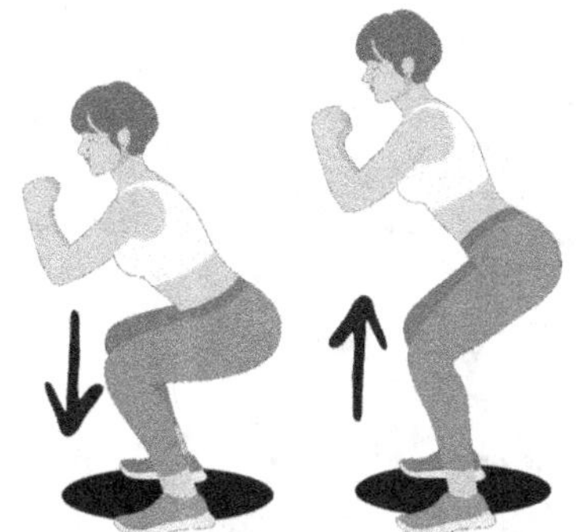

SUPERMAN IN QUADRUPEDIA

Si metta a quattro zampe, con la schiena dritta, e stringa i muscoli addominali. Sollevi un braccio e la gamba opposta. Ritorni alla posizione iniziale e inverta il movimento.
Esegua almeno 10 ripetizioni su ciascun lato.

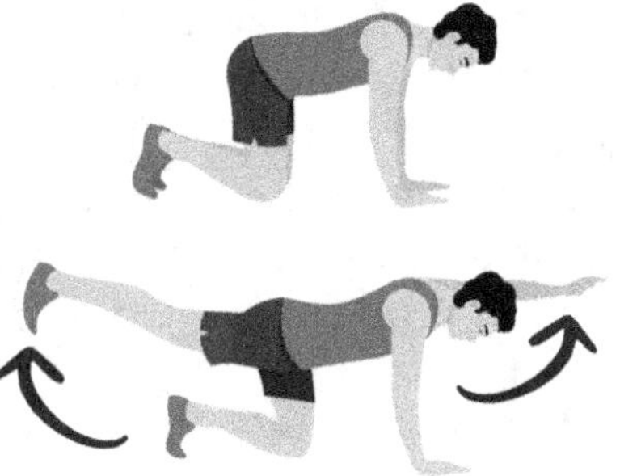

DEADLIFT A GAMBA TESA

Prenda un peso leggero in ogni mano (un manubrio, una bottiglia d'acqua, ecc.). I pesi devono essere identici. Rimanga in piedi e contragga i muscoli addominali. Si pieghi in avanti, mantenendo la schiena dritta e senza piegare le gambe. Ritorni alla posizione iniziale, concentrandosi sulla contrazione dei muscoli della parte bassa della schiena. Ripeta almeno 10 volte.

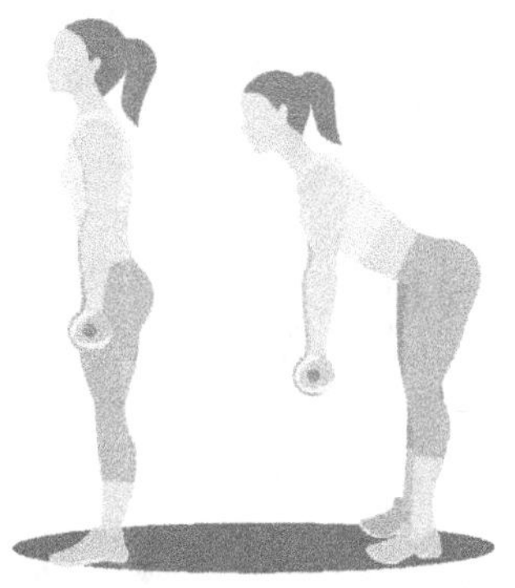

ESEMPIO DI PROGRAMMA

Ecco un esempio di programma che può mettere in atto, con una seduta ogni due giorni MINIMO per le persone che fanno poca o nessuna attività fisica.

PRIMA SERIE

Plank
Obiettivo: mantenere la posizione per almeno 1 minuto.
Plank sulla sedia
Obiettivo: mantenere la posizione per almeno 1 minuto.
Vacuum stomach
Obiettivo: eseguire almeno 10 ripetizioni.
Tocco della caviglia
Obiettivo: eseguire almeno 20 ripetizioni su ciascun lato.
Crunch piedi sollevati
Obiettivo: fare almeno 30 ripetizioni.
Superman
Obiettivo: fare almeno 20 ripetizioni.
La mucca e il gatto
Obiettivo: fare almeno 10 ripetizioni.

RIPOSARE 3 MINUTI

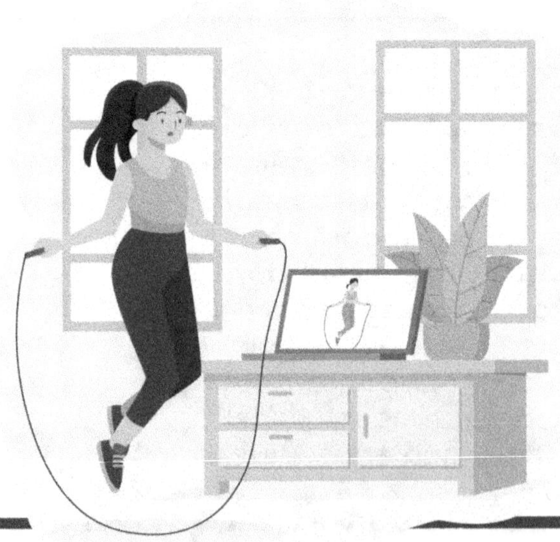

SECONDA SERIE

Plank
Obiettivo: mantenere la posizione per almeno 1 minuto.
Plank sulla sedia
Obiettivo: mantenere la posizione per almeno 1 minuto.
Vacuum stomach
Obiettivo: eseguire almeno 10 ripetizioni.
Tocco della caviglia
Obiettivo: eseguire almeno 20 ripetizioni su ciascun lato.
Crunch piedi sollevati
Obiettivo: fare almeno 30 ripetizioni.
Superman
Obiettivo: fare almeno 20 ripetizioni.
La mucca e il gatto
Obiettivo: fare almeno 10 ripetizioni.

RIPOSARE 3 MINUTI

TERZA SERIE

Plank
Obiettivo: mantenere la posizione per almeno 1 minuto.
Plank sulla sedia
Obiettivo: mantenere la posizione per almeno 1 minuto.
Vacuum stomach
Obiettivo: eseguire almeno 10 ripetizioni.
Tocco della caviglia
Obiettivo: eseguire almeno 20 ripetizioni su ciascun lato.
Crunch piedi sollevati
Obiettivo: fare almeno 30 ripetizioni.
Superman
Obiettivo: fare almeno 20 ripetizioni.
La mucca e il gatto
Obiettivo: fare almeno 10 ripetizioni.

BRUCIARE IL GRASSO

Ora esamineremo l'attività sportiva con un nuovo obiettivo: bruciare i grassi.

Come abbiamo visto, il grasso si accumula quando l'apporto calorico supera il fabbisogno energetico. Abbiamo imparato a bilanciare meglio la nostra alimentazione, sia in termini di qualità che di quantità, e questo riequilibrio può essere sufficiente per innescare la perdita di peso.

Tuttavia, per alcuni di noi, potrebbe non essere sufficiente. Forse il nostro grasso corporeo è troppo elevato e il nostro riequilibrio alimentare non è sufficiente. Forse non siamo in grado di creare un deficit calorico sufficiente per avviare una perdita di peso significativa.

È qui che entra in gioco l'attività fisica.

Gli esercizi che abbiamo appena visto sono stati pensati per tonificare i muscoli addominali e dorsali per ottenere un ventre piatto (agendo in particolare sul muscolo trasverso) e per correggere eventuali posture scorrette. Sebbene questi esercizi siano molto benefici, il loro dispendio calorico è piuttosto basso.

Si può stimare che una sessione come quella descritta nella pagina precedente bruci tra le 100 e le 200 Kcal. Non è molto, soprattutto se ne fa una ogni due giorni.

Ci sono diversi meccanismi coinvolti nel bruciare i grassi attraverso l'attività fisica:
A seconda del tipo di esercizio o di sport che pratica, il suo corpo ha bisogno di quantità variabili di energia. Se siamo già in un deficit calorico, anche lieve, il nostro corpo dovrà attingere alle sue riserve (cioè al grasso).

L'attività fisica ha anche un effetto stimolante sul nostro metabolismo. Questo è particolarmente vero per le attività che stimolano il sistema cardiovascolare (cioè che aumentano in modo significativo la frequenza cardiaca), che tendono a rendere il nostro metabolismo più veloce e quindi a bruciare più facilmente i grassi.

L'attività fisica aiuta anche a mantenere e costruire la massa muscolare. I nostri muscoli consumano molta energia quando facciamo sport, ma consumano energia anche a riposo. In altre parole, più siamo muscolosi, più calorie brucerà il nostro corpo.

Infine, le attività sportive contribuiscono alla salute generale del nostro corpo e hanno un effetto benefico sul nostro equilibrio ormonale. Inoltre, è un modo eccellente per combattere lo stress e dormire bene.

È quindi importante partecipare regolarmente ad attività sportive, sia in un club che a casa propria.

Ma cosa succede se non possiamo fare sport? Ci sono molte attività non sportive che bruciano energia (e quindi calorie).

Ad esempio, il bowling può bruciare fino a 250 Kcal in un'ora. Il giardinaggio può far bruciare fino a 400 Kcal all'ora. La musica può far bruciare fino a 350 Kcal, così come la pesca (non statica, cioè camminando lungo un fiume).

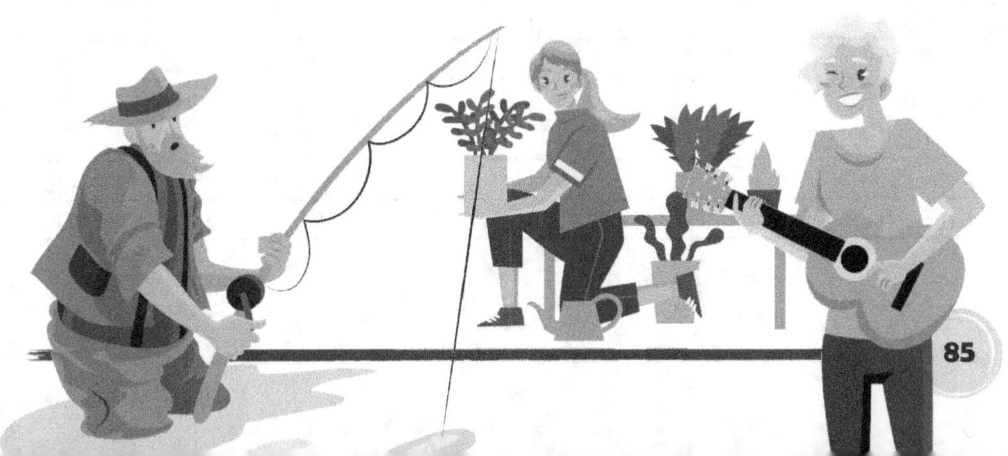

ELENCO DI ATTIVITÀ SPORTIVE

Ecco un elenco di attività sportive comuni, classificate in base al dispendio energetico che generano.

Queste stime possono variare in base all'intensità, ma anche in base alla massa muscolare, all'età, al sesso, ecc.

La stima bassa corrisponde a un esercizio a ritmo moderato, mentre la stima alta corrisponde a un ritmo sostenuto.

A seconda dei suoi obiettivi (perdita di grasso), delle sue capacità e delle sue preferenze, cerchi di praticare una di queste attività almeno due volte alla settimana (e più spesso, se possibile).

Praticare una (o più) di queste attività accelererà la nostra perdita di grasso e contribuirà al nostro benessere generale.

SPORT / ATTIVITÀ	SPESA ENERGETICA (in Kcal / ora)	
	STIMA BASSA	STIMA ALTA
Biliardo	120	180
Tiro con arco	150	250
Bowling	150	250
Golf	200	350
Surf	250	350
Baseball	250	350
Curling	200	350
camminata	250	400
Snorkeling	300	400
Acquagym	300	400
Nuoto (tempo libero)	300	400

SPORT / ATTIVITÀ	SPESA ENERGETICA (in Kcal / ora)	
	STIMA BASSA	STIMA ALTA
Badminton	350	450
Tennis da tavolo	350	450
Kayak	400	500
Pilates	350	500
Bodybuilding	250	500
Sollevamento pesi	250	500
Danza	250	500
Scherma	350	500
Pallavolo	250	500
Skateboard	300	500
Nuoto (sport)	400	600
Tennis	400	600
Pallacanestro	500	600
Sci alpino	450	600
Equitazione	450	600
Aerobica / Ginnastica	350	600
Corsa	550	700
Calcio	600	700
Sci di fondo	550	700
Arrampicata	600	700
Canottaggio	450	700
Pugilato	600	700
Rugby	600	700
Aquabike	500	700
Cricket / Lacrosse	400	700
Polo	450	700
Pattinaggio su ghiaccio	450	850
Squash	700	850
Saltare la corda	700	850
Arti marziali	700	850
Pallanuoto	600	900
Ciclismo / mountain bike	400	1000

UN CORPO SANO

Come abbiamo appena visto, l'attività fisica è molto importante per la nostra salute.

Gli esercizi che mirano ai muscoli addominali e dorsali aiutano a rassodare la pancia e a migliorare la postura.

La pratica di un'altra attività fisica aumenta il dispendio energetico e quindi aiuta a creare un deficit calorico.

Prendiamo l'esempio di una persona che fa poca attività fisica e il cui fabbisogno energetico è di 2000 Kcal, ossia 14.000 Kcal alla settimana.

Migliorando la propria dieta, questa persona creerà un deficit calorico di 200 Kcal al giorno, o 1400 Kcal alla settimana.

Se questa persona inizia a pedalare a un ritmo moderato (a circa 500 Kcal/ora), per 3 ore alla settimana, aumenterà il suo dispendio energetico di 1500 Kcal/settimana.

In combinazione con una dieta equilibrata, il deficit calorico sarà di quasi 3000 Kcal a settimana, ossia più del 21% del fabbisogno.

Naturalmente, se non si è molto sportivi, è difficile trovare la motivazione per salire su una bicicletta o iscriversi a un club di fitness.

Ma non dobbiamo perdere di vista il nostro obiettivo. La nostra pancia non diventerà magicamente piatta. Il nostro benessere non vale forse 2 o 3 ore di sport alla settimana?

Abbiamo visto in questo libro che la dieta e l'attività fisica sono di vitale importanza nella ricerca di un ventre piatto.

Ma alcuni meccanismi ormonali possono influenzare il raggiungimento dei nostri obiettivi e, a volte, distruggere i nostri sforzi.

A parte i problemi di salute, sono soprattutto i disturbi del sonno e lo stress che possono portare a disfunzioni a questo livello.

Per questo motivo, esamineremo questi fenomeni, li capiremo e forniremo soluzioni semplici a questi problemi.

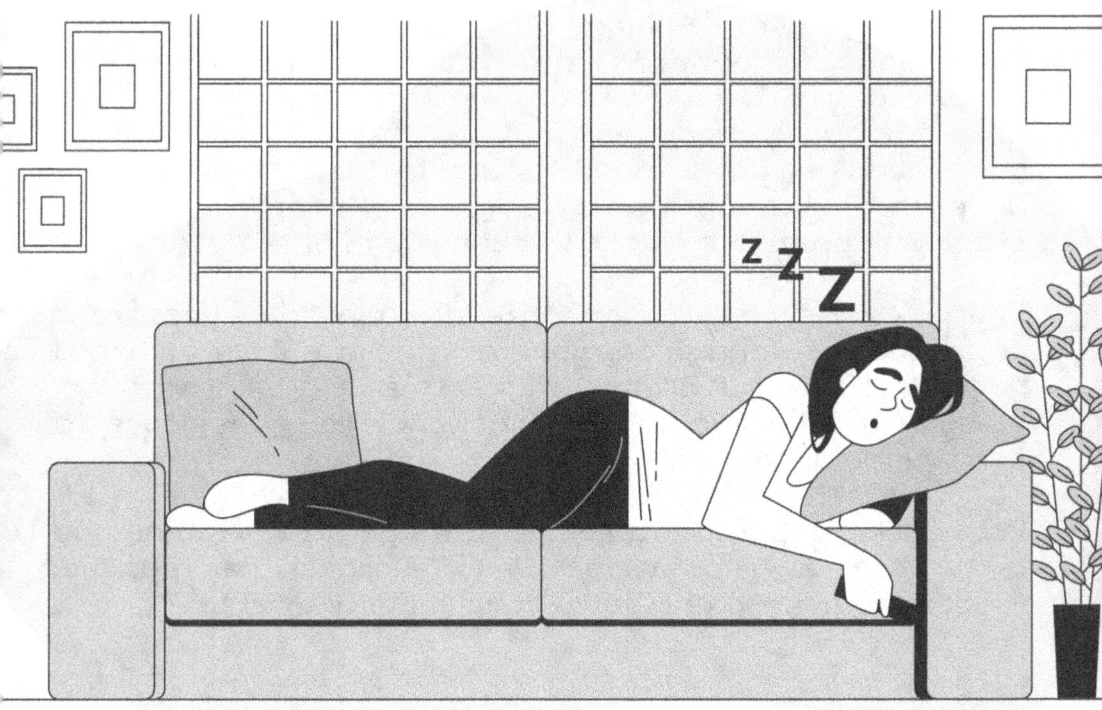

IL SONNO

Il sonno svolge un ruolo cruciale nel corretto funzionamento del nostro metabolismo.

Tutti abbiamo notato che la mancanza di sonno ha un impatto sulla nostra concentrazione, sull'umore e sull'energia fisica.

Ma pochi sanno che la mancanza di sonno ha un'influenza importante sull'accumulo di grasso nel nostro corpo.

Vediamo come funziona.

La mancanza di sonno influenza la produzione di due ormoni: la leptina e la grelina.

La leptina è un ormone prodotto nel tessuto adiposo (cioè il grasso). Svolge un ruolo importante nella regolazione dell'appetito, in quanto crea una sensazione di sazietà. In altre parole, sopprime la fame.

La grelina è un ormone prodotto nello stomaco. A differenza della leptina, che sopprime la fame, la grelina stimola l'appetito e riduce la sensazione di sazietà.

Il problema è che la mancanza di sonno può portare a una riduzione della produzione di leptina e a un aumento della produzione di grelina. L'effetto è quindi devastante, in quanto aumenta la sensazione di fame e riduce la sensazione di sazietà.

Vale anche la pena notare che la mancanza di sonno può disturbare la regolazione degli zuccheri nel sangue, favorendo ancora una volta l'accumulo di grasso.

Tutto questo diventa un circolo vizioso: la mancanza di sonno aumenta il nostro appetito, che probabilmente incoraggerà la sovralimentazione (e quindi l'aumento dell'apporto calorico). Poiché non dormiamo bene, ci sentiremo stanchi. Questa stanchezza fisica e mentale disturberà la nostra vita quotidiana. Non avremo l'energia o la motivazione per essere fisicamente attivi e forse non avremo il coraggio di cucinare pasti sani. Il risultato finale sarà un ulteriore aumento di peso e ancora meno motivazione.

Quindi non dobbiamo trascurare la qualità del nostro sonno.

Ecco alcuni consigli per aiutarla a dormire meglio:
- Vada a letto e si alzi alla stessa ora ogni giorno, per regolare il nostro ritmo.
- Eviti gli stimolanti (caffè, alcol, tabacco) almeno 4 ore prima di andare a letto.
- Eviti l'esposizione agli schermi almeno un'ora prima di andare a letto. La luce blu stimola la retina e disturba il nostro orologio biologico.
- Mantenga la temperatura della sua camera da letto tra 16 e 20°C e dorma senza fonti di luce.
- Eviti i pasti pesanti la sera.

Deve anche sapere che l'attività fisica aiuta ad addormentarsi e migliora la qualità del sonno.

Anche alcune attività, come leggere o ascoltare musica, possono aiutarla a rilassarsi prima di andare a dormire.

Infine, se i problemi di sonno persistono, dovrebbe consultare un medico per ottenere consigli e soluzioni adeguate.

Idealmente, dovremmo dormire almeno 7-8 ore a notte.

LO STRESS

Come il sonno, lo stress influisce sull'aumento di peso e quindi sulla nostra capacità di eliminare i grassi.

Essere stressati di tanto in tanto è perfettamente normale, ma quando questo stress diventa regolare, o addirittura permanente, altera il nostro metabolismo.

Quando ci troviamo in una situazione di stress, il nostro corpo (e più precisamente le ghiandole surrenali) secerne cortisolo, noto anche come ormone dello stress. Il ruolo principale di questo ormone è quello di darci una rapida spinta energetica in situazioni in cui dobbiamo fuggire o combattere, per esempio.

Il cortisolo favorisce la produzione di glucosio (zucchero) e il rilascio di grassi, per fornire rapidamente energia ai nostri muscoli. Ma quando i livelli di cortisolo diventano regolarmente troppo alti, il nostro corpo cercherà di ricostituire le scorte di grasso. Di conseguenza, avremo voglia di mangiare (spesso cibi dolci) e tenderemo ad accumulare grasso. L'eccesso di cortisolo ha anche l'effetto di ridurre la massa muscolare, che a sua volta riduce il nostro dispendio energetico.

Lo stress cronico influisce anche sulla nostra vita quotidiana: perdita o aumento dell'appetito, aumento del fumo o del consumo di alcol, riduzione dell'energia, perdita di motivazione, alterazione del ciclo del sonno, ecc.

Non è sempre facile eliminare le fonti di stress, ma dobbiamo comunque agire se vogliamo raggiungere i nostri obiettivi.

Per esempio, l'attività fisica aiuta a ridurre i livelli di cortisolo, soprattutto se praticata al mattino (la produzione di cortisolo è massima dopo il risveglio).

Anche la pratica dello yoga o della meditazione è altamente benefica. Recenti studi dell'Università della California hanno dimostrato che la pratica quotidiana dello yoga riduce significativamente i livelli di cortisolo dopo 3 mesi.

È anche importante capire che se limitiamo gli alimenti troppo ricchi (zuccheri e grassi), limitiamo anche i picchi di cortisolo.

Anche la qualità del sonno aiuta a ridurre lo stress.

Infine, gli effetti dello stress cronico sono generalmente molto dannosi e possono causare problemi cardiaci o digestivi, tensione muscolare o problemi emotivi...

Non lasciamo che lo stress si impossessi della nostra vita.

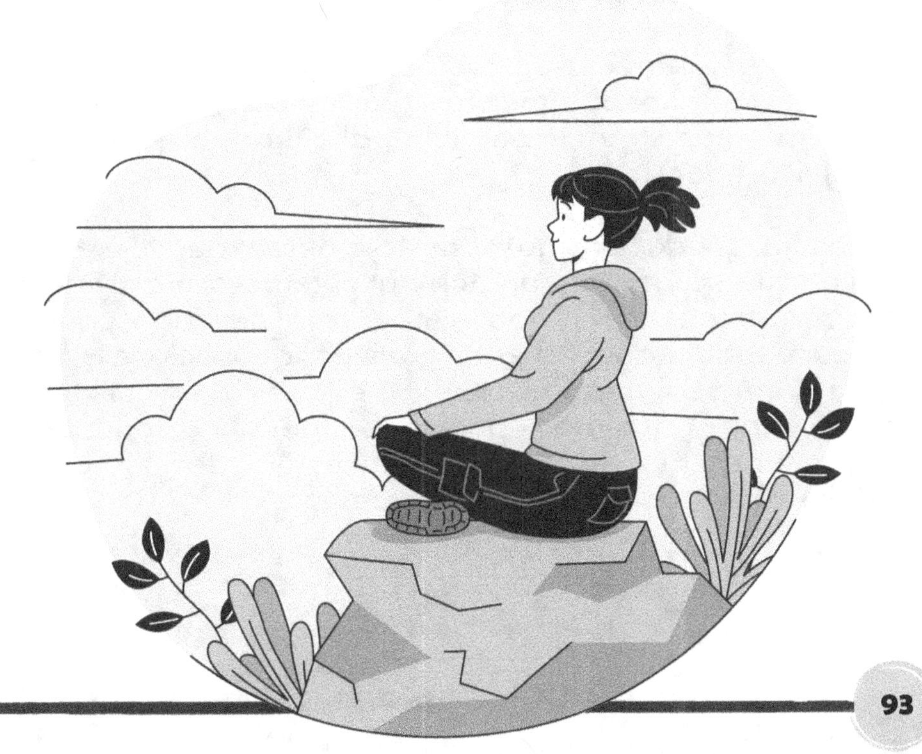

CONCLUSIONE

Siamo arrivati alla fine di questo libro.

Abbiamo scoperto molto!

Abbiamo compreso i meccanismi che ci hanno portato ad ingrassare e ad avere una pancia (leggermente, molto) arrotondata.

Sappiamo come adottare una dieta sana ed equilibrata e come impostare un deficit calorico per consentire al corpo di attingere alle sue riserve.

Abbiamo scoperto l'importanza dell'attività fisica per la nostra salute e sappiamo quali esercizi fare per tonificare i muscoli addominali, correggere la postura o aumentare il dispendio energetico.

Ora abbiamo tutte le conoscenze necessarie per intraprendere un'azione efficace a lungo termine. Non c'è motivo di fallire, non ci sono scuse per rinunciare.

Le nostre nuove abitudini (alimentazione, sport) diventeranno gradualmente parte della nostra vita. Troveremo piacere nel cucinare pasti sani o nel praticare un'attività sportiva.

Saremo in grado di adattare le nostre nuove regole al nostro stile di vita. Ha qualche problema a mantenere un deficit alimentare? Non importa, perché possiamo praticare uno sport che ci aiuterà a bruciare i grassi (purché manteniamo un apporto equilibrato o un leggero deficit). Non possiamo praticare nessuno sport? Non importa, perché possiamo creare un deficit calorico sufficiente bilanciando la nostra dieta.

Se ci impegniamo veramente per il nostro benessere e per raggiungere i nostri obiettivi, avremo successo.

E una volta raggiunto il nostro obiettivo?

Beh, è semplice... Manterremo una dieta sana e, se possibile, continueremo a essere fisicamente attivi. Ma una volta raggiunto il nostro obiettivo, dovremo stabilizzare il nostro apporto calorico, poiché non dobbiamo più creare un deficit.

Per farlo, dobbiamo calcolare nuovamente il nostro DET (in base al nostro nuovo dispendio energetico). Poi possiamo aumentare leggermente il nostro apporto, in modo che sia uguale al nostro DET. In questo modo, non perderemo più grasso corporeo, ma non ne accumuleremo nemmeno.

Continuiamo a prenderci cura di noi stessi e ad essere orgogliosi di ogni sforzo, di ogni risultato... E sorridiamo al nostro specchio ogni volta che ci passiamo davanti.

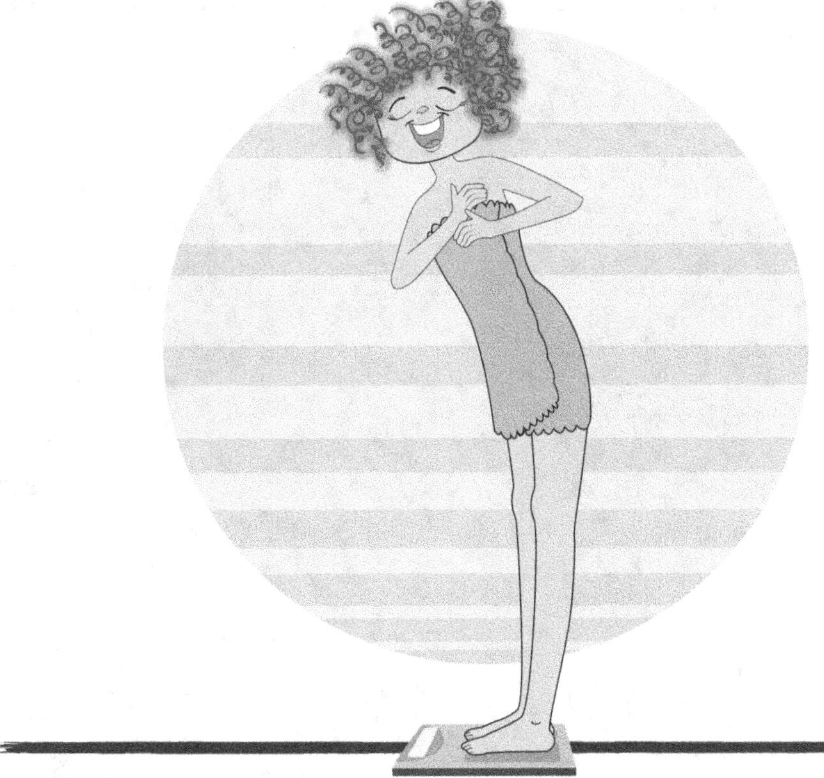

APPENDICE

Questa appendice contiene :
- Tabelle dei valori nutrizionali degli alimenti che mostrano il contenuto di calorie e macronutrienti degli alimenti più comuni.
- Il foglio di calcolo dell'apporto calorico giornaliero, in duplice copia. Si senta libero di riprodurre o fotocopiare.

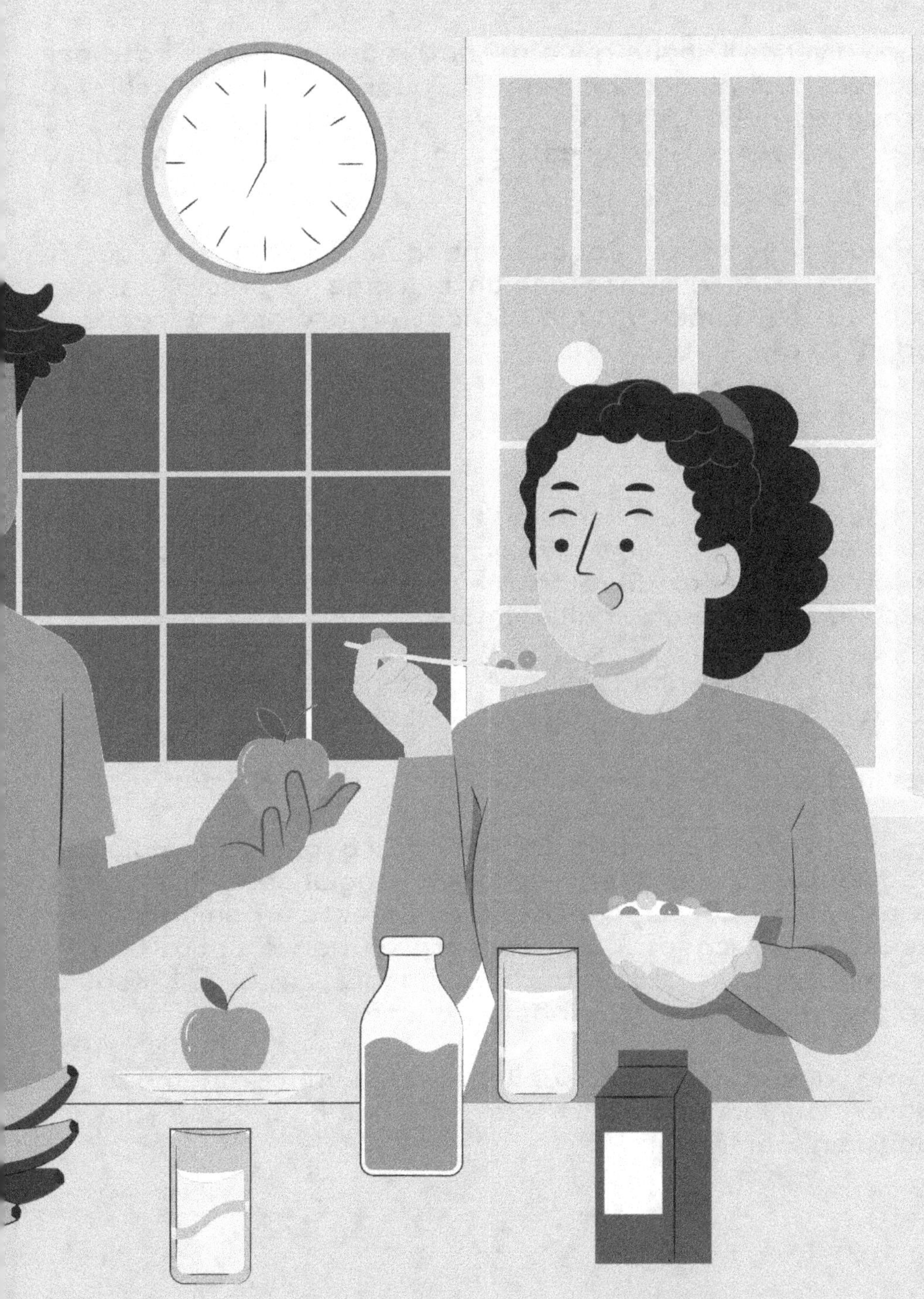

TABELLA DEI VALORI NUTRIZIONALI

Ecco diverse tabelle di valori nutrizionali, classificate per categoria di alimenti. I pesi e le quantità si riferiscono ai prodotti nella forma in cui vengono consumati. Ad esempio, per il riso, questi sono i valori per 100 g di riso cotto.

I valori sono stime globali, tenendo conto di un metodo di cottura sano e senza aggiunte (come le salse). In ogni tabella, gli alimenti sono elencati in ordine crescente di apporto energetico.

Per semplificare la lettura, i valori inferiori a 0,5 sono stati ignorati.

Per le carni (esclusi i salumi) e il pesce, le stime si basano su metodi di cottura alla griglia, senza grassi aggiunti. Inoltre, si tratta di valori medi, che possono cambiare a seconda della parte dell'animale.

Per gli alimenti amidacei e le verdure, le stime si basano sulla cottura in acqua (bollita o al vapore).

Per la frutta, le stime si basano su prodotti crudi.

Se il metodo di cottura viene modificato, ad esempio con l'aggiunta di grassi, occorre aggiungere il valore energetico corrispondente a questa aggiunta. Ad esempio, nel caso di una costata di manzo cotta con 50 grammi di burro, dovremo aggiungere circa 380 Kcal al valore energetico della nostra carne.

Ogni tabella presenta delle caselle vuote, in modo da poter aggiungere altri alimenti in base alle nostre abitudini alimentari.

CARNI

Alimento (per 100 Gr)	Energia in Kcal	Proteine in Gr	Carboidrati in Gr	Grassi in Gr
Cervo / Capriolo	115	20	0	4
Coniglio	130	21	0	5
Tacchino	135	30	0	1,5
Pollo	140	29	0	3
Agnello / Montone	145	25	0	5
Cinghiale	145	20	0	7
Struzzo	150	22	0	7
Cavallo	150	24	0	6
Uova	150	14	0	10
Faraona	155	23	0	7
Uccelli da caccia	155	30	0	4
Frattaglie	155	25	0	6
Maiale	165	25	0	7
Manzo	185	26	0	9
Anatra	340	22	0	28

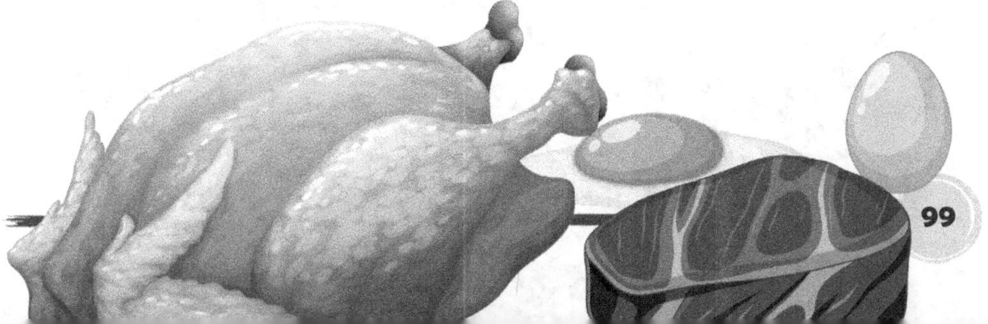

SALUMI / CARNI FREDDE

Alimento (per 100 Gr)	Energia in Kcal	Proteine in Gr	Carboidrati in Gr	Grassi in Gr
Pancetta	115	23	0	2,5
Prosciutto cotto	120	21	0	4
Manzo essiccato	200	37	1	5
Prosciutto crudo (Parma)	220	21	0	15
Sanguinaccio	255	14	2	21
Paté	290	14	2	25
Salsiccia	335	19	8	25
Salame	340	25	2	26
Salsiccia secca	400	22	2	34
Rillettes	420	14	1	40
Chorizo	450	22	2	40

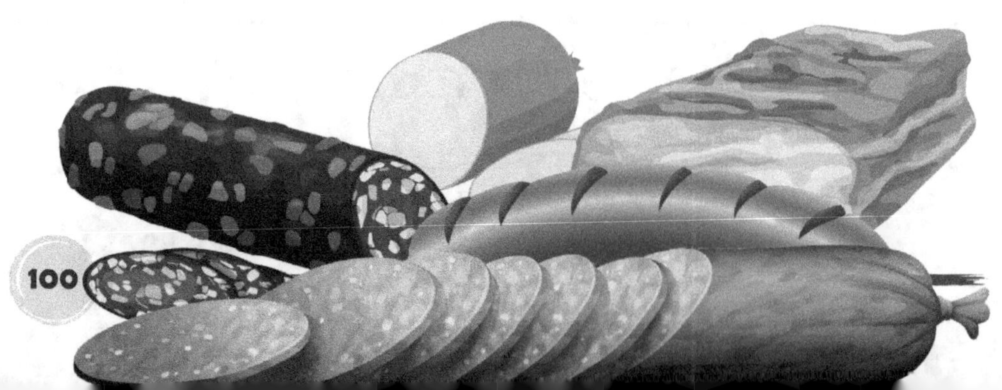

PESCE E FRUTTI DI MARE

	Alimento (per 100 Gr)	Energia in Kcal	Proteine in Gr	Carboidrati in Gr	Grassi in Gr
Pesci grassi	Tonno	150	26	0	5
	Trota	170	22	0	9
	Anguilla	180	18	0	12
	Salmone	200	21	0	13
	Sardine	200	25	0	11
	Aringa	210	19	0	15
	Sgombro	250	20	0	19
Pesci magri	Razza	90	20	0	1
	Spigola	95	20	0	2
	Merluzzo	95	20	0	2
	Halibut	100	20	0	2
	Luccio	105	20	0	3
	Dorada	110	23	0	2
	Carpa	115	20	0	4
Molluschi / Crostacei	Ostriche	70	8	6	1,5
	Calamari	80	16	0	1,5
	Polpo	80	17	0	1,5
	Cozze	85	12	4	2
	Aragosta	95	19	0	2
	Gamberi	100	20	0	2
	Capesante	105	15	2	4
	Granchio	135	20	0	6

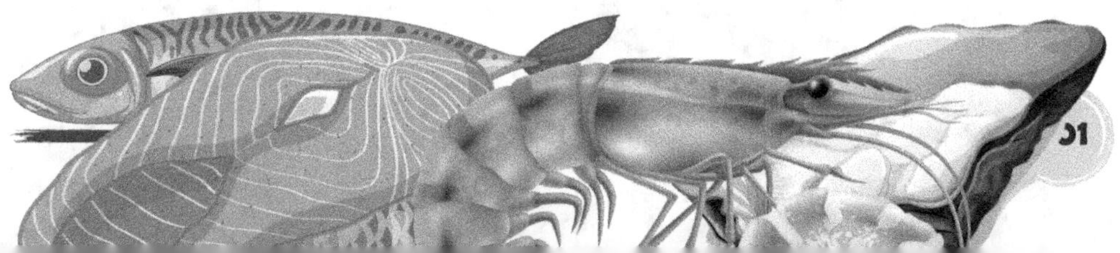

CIBI AMIDACEI

Alimento (per 100 Gr)	Energia in Kcal	Proteine in Gr	Carboidrati in Gr	Grassi in Gr
Avena	70	2,5	12	1,5
Patate dolce	85	1,5	20	0
Patate	90	2	20	0
Granoturco	100	3	18	1,5
Semola di grano	110	4	24	0
Fagioli rossi e bianchi	115	8	14	3
Quinoa	120	4	21	2
Lenticchie	120	8	17	2
Castagne	120	2	24	1,5
Grano, farro	120	3,5	24	1
Riso bianco / integrale	125	2,5	29	0
Pasta	130	6	25	1
Pane integrale	250	8	43	5
Pane bianco	280	8	49	6

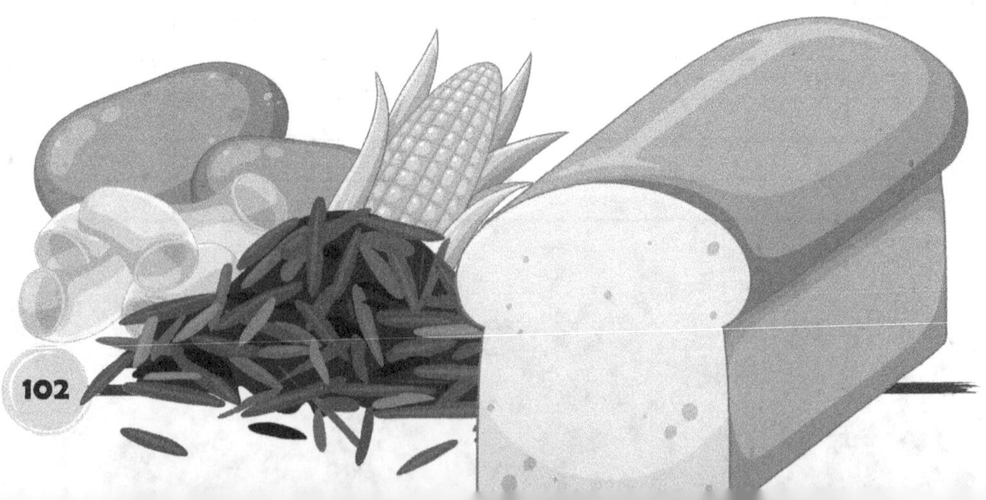

VERDURE

Alimento (per 100 Gr)	Energia in Kcal	Proteine in Gr	Carboidrati in Gr	Grassi in Gr
Lattuga	12	1,5	1,5	0
Ravanello	15	0	3,5	0
Indivia	18	1	3,5	0
Zucchina	20	1	4	0
Pomodoro	20	1	4	0
Asparagi	20	2	3	0
Spinaci	25	2	4	0
Funghi	25	3	3	0
Porro	25	2	4	0
Melanzane	28	1	6	0
Cavolo / Cavolfiore	28	2	5	0
Zucca	28	1	6	0
Fagiolini	30	1	7	0
Rapa	30	1	6,5	0
Broccoli	35	3	6	0
Peperoni	40	1	9	0
Cipolla	40	1,5	8	0
Carota	45	1	10	0
Butternut	45	1	11	0
Barbabietola	45	2	9	0
Carciofo	50	2	11	0
Piselli	75	5	14	0
Aglio	115	8	21	0
Avocado	160	2	9	13

PRODOTTI LATTIERO-CASEARI

Alimento (per 100 Gr)	Energia in Kcal	Proteine in Gr	Carboidrati in Gr	Grassi in Gr
Latte scremato	35	4	5	0
Latte intero	60	3	5	3
Formaggio di capra	270	10	1	25
Mozzarella	290	30	2	18
Camembert	305	20	0	25
Roquefort	370	21	2	31
Emmental	390	28	2	30
Cheddar	400	25	0	33
Burro	770	1	0	85

Alimento (per 100 Gr)	Energia in Kcal	Proteine in Gr	Carboidrati in Gr	Grassi in Gr
Formaggio bianco magro al 0%	35	5	4	0
yogurt senza zucchero	60	4	5	3
Yogurt zuccherato	75	4	12	1
Yogurt con frutta	80	4	13	1,5
Formaggio bianco al 20%	105	6	5	7
Crema al cioccolato	135	2	20	5

DESSERT E TORTE

Alimento (per 100 Gr)	Energia in Kcal	Proteine in Gr	Carboidrati in Gr	Grassi in Gr
Sorbetto	105	2	24	0
Gelato	210	3	25	11
Torta di mele	240	1,5	35	10
Bignè alla crema	250	3,5	25	15
Cialda	295	6	45	10
Tiramisù	310	4,5	23	22
Torta al formaggio	330	6	23	24
torta alle fragole	330	4	24	24
Crepes dolci	350	5	70	6
Torte al cioccolato	385	6	50	18
Torta alla crema	400	5	45	22
Viennesi	405	7	45	22
Ciambella	460	7	45	28
Brownie	485	5	60	25
Biscotto	500	6	62	26

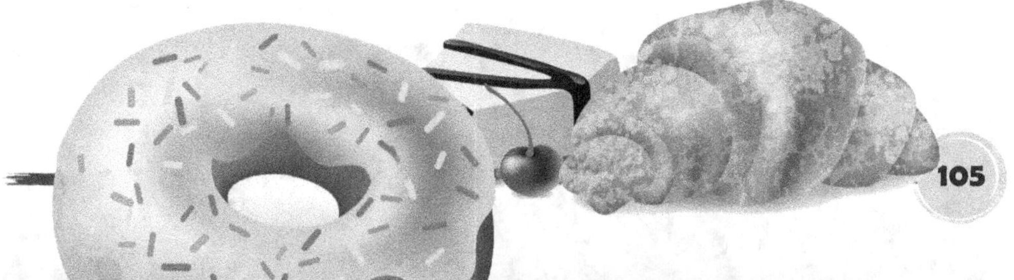

FRUTTI

Alimento (per 100 Gr)	Energia in Kcal	Proteine in Gr	Carboidrati in Gr	Grassi in Gr
Limone	25	1	5	0
Anguria	30	1	7	0
Fragole	35	1	7,5	0
Melone	35	1	8	0
Arancia	40	1	9	0
Pesca	40	1	9	0
Albicocca	40	1	9	0
Papaia	45	1	11	0
Mela	50	0	14	0
Ciliegie	50	1	12	0
Prugna	50	1	11	0
Ananas	55	1	13	0
Pera	60	0	15	0
Lampone	60	1,5	12	0,5
Fico	60	1,5	13	0
Kiwi	65	1	15	0
Mango	65	1	15	0
Ribes nero	70	1	17	0
Uva	75	1	18	0
Melograno	85	2	19	0
Banana	90	1	22	0
Datteri secchi	260	3	62	0
Noce di cocco	350	3,5	3,5	35

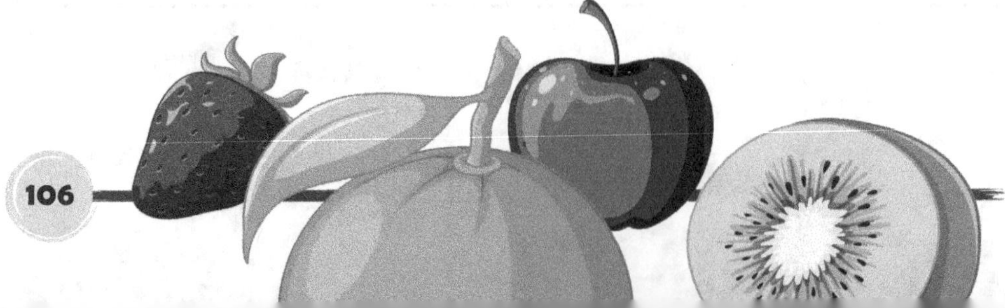

BEVANDE

Alimento (per 100 Gr)	Energia in Kcal	Proteine in Gr	Carboidrati in Gr	Grassi in Gr
Acqua	0	0	0	0
Tè senza zucchero	1	0	0	0
Caffè senza zucchero	2	0,5	0	0
Latte di mandorla	15	0,5	0,5	1
Birra	30	0	2,5	0
Latte di soia	33	3,5	1,5	1,5
Succo di frutta	42	0,5	10	0
Soda / Limonata	45	0	11	0
Bevanda energetica	45	0	11	0
Champagne	80	0	2,5	0
Vino	82	0	2,5	0
Latte di cocco	235	2	5	23

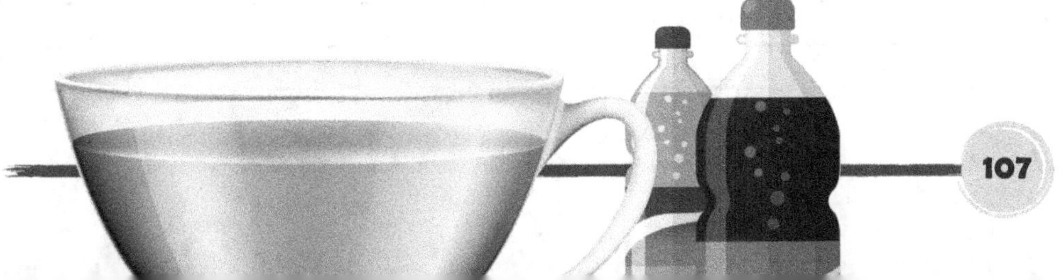

ALTRI ALIMENTI

Alimento (per 100 Gr)	Energia in Kcal	Proteine in Gr	Carboidrati in Gr	Grassi in Gr
Senape	80	5	6	4
Ketchup	110	1,5	25	0,5
Sciroppo d'acero	270	0	67	0
Sciroppo d'agave	305	0	76	0
Sciroppo di glucosio	310	0	78	0
Miele	320	0	80	0
Farina (grano/corno)	350	10	73	2
Zucchero di canna	390	0	98	0
Zucchero bianco	400	0	99,8	0
Maionese	690	1	3	75
Olio vegetale	900	0	0	100

APPORTO CALORICO AL GIORNO

COLAZIONE

Alimento	Quantità (in Gr)	Energia in Kcal	Proteine in Gr	Carboidrati in Gr	Grassi in Gr
TOTALE					

PRANZO

Alimento	Quantità (in Gr)	Energia in Kcal	Proteine in Gr	Carboidrati in Gr	Grassi in Gr
TOTALE					

MERENDA

Alimento	Quantità (in Gr)	Energia in Kcal	Proteine in Gr	Carboidrati in Gr	Grassi in Gr
TOTALE					

CENA

Alimento	Quantità (in Gr)	Energia in Kcal	Proteine in Gr	Carboidrati in Gr	Grassi in Gr
TOTALE					

TOTALE PER IL GIORNO

OBIETTIVO in Kcal	APPORTO CALORICO	DEFICIT

APPORTO CALORICO AL GIORNO

COLAZIONE

Alimento	Quantità (in Gr)	Energia in Kcal	Proteine in Gr	Carboidrati in Gr	Grassi in Gr
TOTALE					

PRANZO

Alimento	Quantità (in Gr)	Energia in Kcal	Proteine in Gr	Carboidrati in Gr	Grassi in Gr
TOTALE					

MERENDA

Alimento	Quantità (in Gr)	Energia in Kcal	Proteine in Gr	Carboidrati in Gr	Grassi in Gr
TOTALE					

CENA

Alimento	Quantità (in Gr)	Energia in Kcal	Proteine in Gr	Carboidrati in Gr	Grassi in Gr
TOTALE					

TOTALE PER IL GIORNO

OBIETTIVO in Kcal	APPORTO CALORICO	DEFICIT